MASAJE ATLANTE
LOS 3 NIVELES DE LA TÉCNICA

NINA LLINARES

MASAJE ATLANTE
LOS 3 NIVELES DE LA TÉCNICA

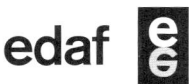

edaf

www.edaf.net

MADRID - MÉXICO - BUENOS AIRES - SAN JUAN - SANTIAGO

2015

EDAF, S. L. U.
Jorge Juan, 68. 28009 Madrid
www.edaf.net
edaf@edaf.net

Algaba Ediciones, S.A. de C.V.
Calle 21, Poniente 3223, entre la 33 sur y la 35 sur
Colonia Belisario Domínguez
Puebla 72180, México
Teléfono: 52 22 22 11 13 87
edafmexicoclien@yahoo.com.mx

Edaf del Plata, S. A.
Chile, 2222
1227 - Buenos Aires (Argentina)
edafdelplata@edaf.net

Edaf Antillas/Forsa
Local 30, A-2
ZOna Portuaria Puero Nuevo
San Juan PR00920
(787) 707-1792

Edaf Chile, S.A.
Coyancura, 2270 Oficina 914. Providencia
Santiago - Chile
edafchile@edaf.net

Abril de 2015

ISBN: 978-84-414-3442-4
Depósito legal: M-9275-2015

PRINTED IN SPAIN   IMPRESO EN ESPAÑA

COFÁS

A Susana Gracida.
A Jorge Mendioroz.

Sin vosotros, el éxito de esta técnica ancestral,
habría sido imposible.

Índice

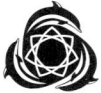

PRIMERA PARTE
EL MASAJE ATLANTE EN LA ATLÁNTIDA

SEGUNDA PARTE
EL MASAJE ATLANTE NIVEL 1: TÉCNICA DE APLICACIÓN

TERCERA PARTE
MASAJE ATLANTE NIVEL 2: MASAJE ATLANTE ARTICULAR

CUARTA PARTE
MASAJE ATLANTE NIVEL 3: MASAJE ATLANTE EN EL AGUA

Agradecimientos

A mi Hijo Juan Edén, por comprender y apoyar desde siempre mi entrega a mi trabajo, mi profesión y mi vocación, de manera tan comprensiva, amorosa e incondicional.

A todas mis alumnas y alumnos, pues ellas y ellos son en realidad mis maestros.

A todos mis pacientes.

A Jorge Mendioroz y a Susana Gracida, profesores de la técnica del Masaje Atlante para Latinoamérica y EE. UU. Gracias por vuestra profesionalidad a lo largo de todos estos años.

A Bibiana Ronchi, por tu apoyo, por tu amistad, por tu fuerza.

A Samantha Pistochi, por tu amor por los delfines.

A mi hermano Hany, por tu amor incondicional.

A David Parra, muy especialmente.

A todas las personas que hicieron posible el que pudiera recibir la información contenida en este libro, en tantos lugares, en todos mis viajes, en todos los sitios donde me esperaban esos conocimientos necesarios para que esta obra pudiera ser. Gracias de todo corazón a todas las personas que habéis participado como modelos de las fotos para el libro, sobre todo a Rosa Blanca y a Lorena, de Herboristería Herbosalud, Actur, Zaragoza.

Muy especialmente agradezco el apoyo, entusiasmo y esmero en su dedicación a mis organizadores:

Araceli y Eduardo, Centro Nemmesis, Barcelona.

A Manuel Laviña, Librería Albareda, Zaragoza.

A Reyes Rodríguez, Librería Azul, Castellón.

A Fernando, Centro Yehanoha, Tarragona.

A Rosser, de Zona Natural Bruc, Figueras.

A Juan Carlos, Biotienda Natural, Sevilla.

A Mari Cruz, Librería Bohindra, Madrid.

A Ángela, Librería Amalgama, Gerona.

A Marta Cabal, AlmaZen, Madrid.

Al equipo de Ithaca, Madrid.

A María Castells, Cardedeu.

A Mayka Garcia, Tarragona.

A Silvia Ariza, Sevilla.

Introducción

Estimado lector: como ya casi intuyes (o quizá tienes ya seguridad de ello), este libro no solamente trata de una «nueva técnica de masaje de la Nueva Era»...

Su nombre, *Masaje Atlante*, ya te dice muchas cosas: técnica, contacto físico, Atlántida, energías, vidas pasadas..., registros, archivos, memorias que permanecen grabadas en tu corazón. Por tanto, solo vas a recordar lo que tu corazón ya sabe.

Vas a recordar algo que ya fue tuyo, que ya te perteneció; si el título de este libro es lo que ha hecho posible que ahora se encuentre entre tus manos, es porque la palabra *Atlántida* resuena en tu corazón, por mucho que «oficialmente» no se tenga constancia de la existencia de aquello a lo que alude... Sin embargo, para ti, igual que para mí, desde siempre, todo lo relacionado con Atlántida te atrae, te resulta familiar, interesante, verdadero de algún modo.

Esta información es verdad si para ti, como para mí, la verdad se puede presentar de dos formas diferentes: lo que tu mente racional acepta, porque tus sentidos físicos ven, oyen y tocan, y esa otra verdad, la que tu corazón siente cuando cierras los ojos y tus oídos no físicos escuchan permitiendo que fluyan otras realidades que se te *revelan internamente.*

Esta información que aquí te presento la recibí desde los planos internos en estado meditativo. No es que yo tenga una habilidad especial, si acaso la confianza y la certeza total de que mi vida está apoyada (amorosamente apoyada) por otros seres afines, cuya realidad es diferente a la mía y que utilizan una forma de comunicación también diferente.

Pero no era suficiente con eso; además, tuve que aprender a confiar, a seguir esas señales a través del lenguaje no intelectual en forma de analogías y sincronicidades, y a desarrollar la confianza absoluta de que estaba siendo guiada por amorosas manos invisibles hacia situaciones, personas y lugares que jamás, desde mi mente racional y mi sentido terrenal y práctico de las cosas, hubiera podido concebir.

Realizar el trabajo que ahora te presento aquí no ha sido fácil, pero sí muy, muy placentero, ya que he tenido que viajar a muchos de los llamados lugares de *Poder* en diferentes ciudades, países y continentes con el fin de encontrar las condiciones energéticas adecuadas para poder *recibir y recordar.*

Me han ayudado muchas personas, pero de todas ellas quizá la más importante seas tú, puesto que es para ti, que estás leyendo esto, para quien se ha podido realizar este trabajo.

Bienvenida, bienvenido, a la técnica del Masaje Atlante.

Nina Llinares

Aclaraciones y advertencias preliminares

E L Masaje Atlante es una técnica de ayuda a nivel vibracional y holístico, patentada e inscrita en la propiedad intelectual y de Escuelas de Enseñanza Privada de Nina Llinares. Para su ejercicio tanto en el ámbito personal como en el profesional, se necesita haber realizado y obtenido el certificado de dicha escuela otorgado por Nina Llinares.

El hecho de leer este libro no capacita para poder aplicar lo que en él se describe sobre la atención a pacientes/clientes, ya que toda la información contenida en estas páginas es meramente ilustrativa e informativa.

Asimismo, la lectura de esta obra no valida el uso de dicha información para impartirla a terceros, ya que se trata de una enseñanza patentada y registrada legalmente y amparada por la ley.

Tanto la autora, Nina Llinares, como editorial EDAF declinan toda responsabilidad sobre el uso que de la lectura de este libro pueda hacer el lector.

El conjunto de técnicas y manipulaciones descritas como Masaje Atlante constituye en sí mismo una terapia alternativa dentro del marco referencial de las denominadas *terapias vibracionales*. El Masaje Atlante no es una técnica intrusista en el campo profesional del masaje terapéutico ni sustituye ni aporta dicho valor terapéutico: cuando una persona necesite del consejo, medicación, orientación o seguimiento de cualquier dolencia o afección que resulte problemática para su salud, tanto física como anímica, deberá acudir al profesional correspondiente.

El contenido de este libro constituye la parte teórica y complementaria de la experiencia práctica y vivencial de los cursos presenciales de Masaje Atlante en sus 3 niveles; el libro y los cursos presenciales son complementarios.

Más información sobre los cursos, profesores, terapeutas, agenda de las sesiones, etc., en:
www.masajeatlante.com

PRIMERA PARTE

El Masaje Atlante en la Atlántida

CAPÍTULO I

El Masaje Atlante en la Atlántida

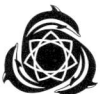

CÓMO SE APLICABA EL MASAJE ATLANTE EN EL TEMPLO DE LA RENOVACIÓN DE ATLANTIS

En la Atlántida* existían lugares que podrían denominarse *templos de sanación*, donde se renovaba la vitalidad; era habitual la aplicación de ciertas técnicas para que el organismo estuviera en perfectas condiciones y así mantener y prolongar la calidad de vida, tanto en aspectos relacionados con la salud física como en los vinculados con el estado de ánimo.

Estos lugares podrían denominarse «templos», ya que eran un compendio de lo que hoy conocemos como balneario, iglesia, hospital, quirófano, sala de audición, ludoteca, acuario, clínica de reposo y hotel de lujo... todo en un mismo edificio, cuya forma y estructura original sería inconcebible desde el punto de vista de la arquitectura de nuestros días, ni siquiera en los edificios más futuristas que existen hoy. Estas eran las características que definían al Templo de la Renovación: un edificio colosal que se adentraba en el océano y cuyas paredes relucían revestidas por materiales aún no conocidos: brillantes, reflectantes, transparentes y a la vez opacos, todo ello fusionado con espacios ajardinados propios de escenarios de película de ciencia-ficción con los más avanzados efectos especiales que podamos imaginar.

El Templo de la Renovación era un lugar que reunía todas estas características, y para hacernos una idea podemos imaginar una combinación de la estética, la estructura y la forma de un templo griego y una construcción espacial futurista.

---

* Esta información la he recibido desde los planos internos, en estado meditativo. No es que yo tenga ninguna habilidad especial, si acaso la confianza y la certeza total de que la verdad no solo es lo que vemos con los ojos físicos, sino que en ocasiones la verdad se revela ante la mirada interior. Lo importante de toda esta información es que cuando la llevas a la práctica funciona.

Gran parte de sus paredes eran transparentes, como de cristal, y desde las salas donde se realizaban los tratamientos o las terapias podía contemplarse el océano, de manera que cuando el paciente se tumbaba lo que tenía ante su mirada era el agua cristalina y el profundo color azul índigo.

Siete poderosas energías colaboraban al unísono en la realización de la sesión terapéutica: el *reino animal*, el *reino vegetal*, el *reino mineral*, el *reino humano* y la *energía de los maestros*, guías o lo que conocemos como entidades de luz. La sexta energía era la del *sonido*, la *música*. La séptima energía era la *fragancia de las esencias* o aromas con que se aplicaba el masaje, lo que hoy en día conocemos como *aromaterapia*.

EL REINO ANIMAL

Cuando el *terapeuta* se disponía a llevar a cabo la sesión del tratamiento de Masaje Atlante, acudían delfines y ballenas que formaban parte de ella, permaneciendo muy cerca de las paredes transparentes de la sala; durante el tiempo que duraba la sesión, participaban emitiendo sus particulares sonidos sanadores: estos y otros sonidos formaban parte de la terapia**, como contribución del reino animal al proceso terapéutico.

EL REINO VEGETAL

La citada sala contaba además con la presencia de numerosas plantas: esta era la colaboración del mundo vegetal. Había especies que hoy día la humanidad desconoce. Algunas de estas plantas solo crecen actualmente en las Islas Canarias. También eran comunes —aunque espectaculares— los bonsáis.

EL REINO MINERAL

Las estructuras cristalinas eran abundantes y de suma importancia en este lugar: grandes generadores de cuarzo rodeaban la *camilla* donde se situaba el paciente. Drusas impresionantes de amatistas se situaban en el lugar donde aquel recibía la terapia. Y, casi al final de la sesión, el terapeuta situaba minerales específicos sobre el cuerpo del paciente.

EL AROMA: AROMATERAPIA

En cada sesión predominaba una fragancia en el ambiente, ya que el poder vibracional de las flores era (y es) de vital importancia para la efectividad del tratamiento.

** En la actualidad la ciencia ha descubierto que los sonidos tan agudos emitidos por los delfines poseen una longitud de onda capaz de equilibrar, y en ocasiones sanar, algunas disfunciones físicas o bloqueos energéticos de personas afectadas de dolencias como parálisis en alguna de sus extremidades, depresión, etc., de ahí que los centros de delfinoterapia estén alcanzando creciente relevancia.

El paciente permanecía tumbado en lo que podríamos denominar una hamaca; no era una camilla como las que se utilizan hoy en día, ya que era muy importante que quedara un espacio de vacío en la parte posterior del cuerpo (ingravidez), por eso el paciente permanecía como suspendido en el aire, cómodamente tumbado en una estructura de un agradable material parecido a la seda.

EL SONIDO SANADOR

La combinación vibracional de los minerales y el aroma se fusionaba con el sonido que flotaba en el ambiente de la estancia: además de los sonidos sanadores de los cetáceos, se oían durante toda la terapia cantos armoniosos similares a lo que hoy denominaríamos *mantras,* así como un especial sonido cristalino parecido al emitido por los cuencos de cristal de cuarzo y otros acordes semejantes a los producidos por la flauta, la ocarina y el arpa, que daban como resultado el efecto deseado, tanto en la parte delantera del paciente como en la zona posterior de su cuerpo.

EL REINO HUMANO: TERAPEUTA CONSCIENTE

Una vez que se iniciaba la sesión de masaje, tanto paciente como terapeuta quedaban vinculados energéticamente: eran conscientes de que sus campos energéticos o auras formaban una unidad.

LA AYUDA DE LOS GUÍAS ESPIRITUALES

Terapeuta y paciente al unísono realizaban una petición de ayuda, agradecimiento y conexión con los planos superiores de Luz. Esta conexión, la mayoría de las veces tan solo era un «anclaje» hacia sus lugares de origen evolutivo (otros planos de existencia, otras dimensiones más allá de la tercera dimensión, etc.) que, con frecuencia, se encontraban en otros puntos muy distantes de la galaxia: en esos tiempos la mayoría de atlantes conservaban la consciencia de su lugar de procedencia; eran (éramos) conscientes de su condición de viajeros del Multiverso; no nos limitaba la mente racional, intelectual y lógica; sabíamos, sentíamos que la vida es una aventura evolutiva y que el paso por este planeta llamado Tierra, y por tanto la aceptación de todas sus leyes y características —tiempo, gravedad, libre albedrío, polaridad, causa y efecto, entre otras—, no era óbice para olvidar la procedencia de nuestro auténtico ser: sabían y se reconocían como seres en misión habitando un cuerpo humano al servicio de la elevación frecuencial de la Tierra. Sin embargo, la adaptación a las leyes y características de esta dimensión, de este maravilloso planeta, en ocasiones resultaba incómoda, desequilibradora…, y, como veremos más adelante, muchas personas sensibles tardaban en adaptarse a las condiciones de un planeta tan material. Pues bien, este tipo de problemas energéticos se solucionaban en el Templo de la Renovación.

LA INTERACCIÓN ENTRE TERAPEUTA Y PACIENTE EN EL TEMPLO DE LA RENOVACIÓN

A continuación el paciente centraba su atención en los sonidos terapéuticos y permitía que sus centros vitales se expandieran confiando por completo en la efectividad de la terapia y en la energía-amor del terapeuta.

Una vez finalizada la sesión, el paciente recibía uno o varios minerales con los que tendría que estar en contacto en sus actividades cotidianas hasta el siguiente encuentro, o bien seguía las instrucciones que el terapeuta le indicaba.

Antes de abandonar la estancia donde había recibido tratamiento, el paciente realizaba un movimiento energético u oración de agradecimiento hacia todas las energías que habían contribuido a la sesión. (La importancia del compromiso espiritual de interactuación del terapeuta y el paciente seguía directrices distintas a las que se establecen generalmente hoy en día, pero en el Templo de la Renovación, el vínculo, el sentido, el rol, el protocolo de aplicación, la apertura tanto de terapeuta como de paciente, iba más allá de lo que ahora concebimos como *Terapia Alternativa.* Más que dar y recibir una terapia, ambos eran conscientes de que se había celebrado una ceremonia, una ceremonia de renovación, por eso a este lugar de sanación se le llamaba El Templo de la Renovación.)

Por último, tanto paciente como terapeuta consumían una bebida o elixir que cumplía la función de sello del tratamiento, una especie de agua de vida que contenía la grabación, la memoria en el agua, del propósito de renovación de la terapia en sí misma, que a la vez permitía que el paciente se involucrara en su compromiso de renovación y el terapeuta permaneciera a su vez desvinculado de la responsabilidad asumida en la entrega de la sesión realizada: era como un ritual en el que las «aguas de cada cual volvían a su lugar».

Durante todo el tiempo que duraba la sesión el terapeuta permanecía en un estado total de concentración y consciencia del trabajo energético que estaba realizando: su nivel frecuencial era uno con el de su paciente. Cada movimiento, cada paso de la técnica efectuada, se llevaba a cabo con una entrega y un nivel de consciencia elevado de absoluto servicio al oficio realizado: médico del alma. Porque cualquier dolencia o desequilibrio para el que el paciente necesitara ayuda, eran debidos, y así se interpretaban, a un desajuste derivado del alejamiento del plan de su alma.

El terapeuta, al realizar las manipulaciones sobre el cuerpo de su paciente, utilizaba el poder del verbo: en voz alta, y en ocasiones mediante el canto, pronunciaba decretos y palabras de poder cuyo sentido y cometido sería similar a los de lo que hoy conocemos como «afirmaciones positivas, afirmaciones de metafísica y/o decretos del Yo Soy».

CAPÍTULO II

¿Cómo actúa el Masaje Atlante?

El Masaje Atlante consiste en una técnica enfocada a desbloquear información celular con el fin de liberar patrones energéticos causantes de enfermedad, falta de resistencia, pesimismo, apatía, y dar entrada a los que producen longevidad, entusiasmo y capacidad de celebrar la vida.

El Masaje Atlante en sus tres niveles, pero principalmente en el nivel 1, permitirá, de manera progresiva, suave y eficaz, ir resolviendo los posibles bloqueos, drenará las posibles «marañas energéticas» que impiden que la energía equilibrada circule por los meridianos energéticos del cuerpo y, como consecuencia, desbloqueará las desarmonías adheridas en los centros vitales o chacras. Ya que la finalidad de la técnica del Masaje Atlante es la de permitir, reconectar, a la persona que recibe las 7 sesiones de las que consta el Masaje Atlante nivel 1 con su capacidad única de *celebrar la vida*.

Estos bloqueos energéticos que perturban la salud física o psicológica y que en la mayoría de las ocasiones afectan tanto a nivel físico como al estado de ánimo pueden tener su origen en una amplia variedad de causas, como iremos viendo.

Lo importante es saber que la causa de cualquier desequilibrio puede producir efectos judiciales para la salud en general y que dichas causas siempre se deben a bloqueos energéticos localizables en el cuerpo físico que podemos ayudar a liberar mediante la técnica del Masaje Atlante.

La capacidad de desbloquear información celular mediante esta técnica no solo abarca la liberación de energía caótica causante de enfermedades físicas o psicológicas, sino que también constituye un método muy eficaz en el caso de niños, adolescentes y adultos que mantengan en estado de bloqueo cualidades y dones que, como misión, han traído a este planeta. Este es el caso, por ejemplo, de los llamados *niños de la nueva era* (Índigo, Cristal, Arcoíris, etc.). Su frecuencia vibratoria, su aura, su naturaleza es muy elevada; sin embargo, al llegar a este plano, se han imbuido no solo de las condiciones no solo de un cuerpo físico, sino de toda energía circundante, es decir, la que les rodea en su entorno sociocultural. La mayoría de estos niños saben que son especiales y que han venido a esta realidad a cambiar algo importante; sistemas ya caducos, obsoletos, como la educación legislada, la medicina, las organizaciones políticas corruptas, la violencia, la injusticia, los tabús, las normas limitadoras de la mayoría de comunidades, las creencias religiosas radicales y todo aquello que ha dejado de ser válido para la sociedad; saben que tienen una misión. Sin embargo, se encuentran muy desorientados y no saben cómo llevarla a cabo.

Para este tipo de niños, adolescentes y personas sensibles y creativas, la técnica del Masaje Atlante ofrece la posibilidad de desbloquear y afianzar la confianza y, sobre todo, la capacidad para compensar la presión a la que este tipo de individuos, independientemente de su edad, están sometidos y que les hace sentirse agobiados, inadaptados, incomprendidos.

Al aplicarse de una manera pautada, con asesoramiento, seguimiento y con la certeza de estar acompañados por la energía y actitud mediadoras del terapeuta a lo largo de las 7 semanas que dura el tratamiento, los resultados se irán constatando poco a poco en forma de cambios de actitud, de conducta, cambios enfocados a un confuso y en ocasiones equivocado sistema de creencias limitador que se irá dejando atrás, sustituyendo la presión por la libertad.

Por todo ello el terapeuta formado en la técnica del Masaje Atlante adquiere un rol de catalizador; se convierte en un testigo, en un acompañante temporal del cambio positivizado que irá experimentando su paciente / cliente.

Lo que esta técnica incorpora (nada nuevo, pero sí olvidado, excepto por los *hombres y mujeres medicina* de todos los tiempos y etnias) es la actitud de entrega del terapeuta mientras la aplica, de manera que energéticamente focaliza su entusiasmo, su atención y su intento en lograr la liberación de los estados de bloqueo fijados en el cuerpo del paciente. Este es el principal motivo por el que el Masaje Atlante requiere de la minuciosa manipulación de toda la extensión del cuerpo físico del paciente y, la dedicación de cada sesión a una parte del mismo, ya que dichas grabaciones energéticas a modo de nudo o maraña, según sea su origen, estarán localizadas en una zona o en otra de las 7 partes en las que se tratará de manera independiente, en cada sesión, el cuerpo del paciente.

Toda energía bloqueada se arraigará en una u otra parte del cuerpo tanto físico como energético (chacras, aura), provocando descompensaciones fisiológicas o estados psicológicos arrítmicos, desequilibrados (tristeza, depresión, falta de autoestima, ausencia de alegría, de confianza en uno mismo, desinterés hacia la vida, el amor, la alegría de vivir, etc.).

Pueden darse causas de desequilibrio energético bloqueadas en alguna zona del cuerpo cuyo origen sea una mala alimentación, una actitud de pesimismo ante la vida, una tristeza albergada en la mente o en el corazón, e incluso pueden estar provocadas por el simple hecho de la presión, la temperatura ambiental, las condiciones climáticas, etc. Esto ya era así hace miles de años, cuando los seres humanos vivían en la Atlántida*.

---

* Las condiciones vibracionales de la Tierra siempre han determinado alteraciones en nuestros organismos físicos. Las peculiaridades climatológicas, el movimiento de la Tierra sobre su propio eje, el giro constante alrededor del Sol... hacen que este planeta se encuentre en constante cambio y situación de inestabilidad.

Estas vibraciones, más las emitidas continuamente por cada ser humano procedentes de sus cuerpos físico, emocional y mental, generan unas condiciones que pueden conducir al envejecimiento prematuro y al deterioro de la salud de una persona; son condiciones bioquímicas propias de esta realidad material.

Sin embargo, también es igualmente cierto que el cuerpo físico está preparado para «durar» en perfectas condiciones muchos, muchos años. Paralelamente, condicionantes expuestos hacen que la esperanza media de vida se haya ido acortando a lo largo de la historia humana desde no se sabe cuándo exactamente hasta nuestros días. (Por ejemplo, se sabe que los esenios, con su forma de vida tan saludable —eran veganos—, alcanzaban una media de 120 años.) Se han hecho grandes descubrimientos científicos para prolongar la vitalidad del cuerpo en los campos de la medicina, la cirugía…, sin embargo, la expectativa de vida y longevidad sigue siendo mínima en comparación con lo que podría ser. Nuestras células cerebrales son «inmortales» (aunque pueden deteriorarse con el abuso de ciertas sustancias como el alcohol o los estupefacientes) y las demás células del cuerpo se regeneran en ciclos que van de 3 a 7 años.

¿POR QUÉ ENVEJECEMOS, POR QUÉ NOS DETERIORAMOS?

Aunque el tema que nos ocupa es cómo y por qué funciona la técnica del Masaje Atlante, considero que también es importante dar un repaso a algunos de los motivos por los cuales envejecemos, nos deterioramos, enfermamos y morimos prematuramente, ya que, si bien es cierto que la expectativa de vida en este siglo está consiguiendo prolongarse en más de una década, es también un hecho que las enfermedades que atacan al sistema nervioso-cerebral están cada vez más a la orden del día. Por no hablar del gran drama que supone la muerte prematura por cáncer, cuyo diagnóstico provoca un impacto tan devastador que en ocasiones supera a la propia enfermedad.

Como especialista en terapias holísticas no invasivas, y como técnico en Dietética y Nutrición, yo tengo mi propia teoría de por qué enfermamos, nos deterioramos, envejecemos y morimos. Permíteme que la comparta contigo.

El proceso de deterioro, enfermedad y muerte marca cambios, trasformaciones en las personas, tanto físicas como circunstanciales, a nivel personal, generacional, más o menos parecidos en todos los seres humanos. Este proceso forma parte de un aprendizaje, si bien es cierto que este repetitivo circuito puede considerarse una pérdida de tiempo: nos encarnamos una y otra vez, perdemos la memoria de las vidas anteriores, vivenciamos las funciones de un vehículo ahora femenino y luego masculino, somos bebes, niños y adultos para envejecer, enfermar y morir. Y vuelta a empezar, a clase otra vez…, de nuevo empezando de cero en esta escuela llamada *vida de la tercera dimensión de conciencia*, donde las tres asignaturas que caracterizan a la tercera dimensión son:

1. *Salud:* aprender a conservar la salud, amando el cuerpo, cuidándolo, respetándolo, otorgándole alimentos nutritivos y no tóxicos, utilizando las herramientas que la

Madre Tierra pone a nuestra disposición para mantenernos sanos y longevos a través de la nutrición.

2. *Amor:* aprender a dar y recibir amor en todas nuestras relaciones; en primer lugar, la más importante de todas, la que tenemos con uno mismo: autoestima, dignidad, creatividad, ser el mejor amigo, la mejor persona para uno mismo y, a partir de ahí, amar a nuestro prójimo, familiares, pareja, amigos, conocidos, desconocidos, a los demás seres con los que compartimos esta realidad.

3. *Prosperidad:* tanto material —económica— como energética —espiritual—: aquello que ofrecemos al prójimo mediante el trabajo, profesión o negocio que nos ocupa, a través de las actividades remuneradas y no remuneradas que nos realizan, que nos hacen prosperar y le dan un sentido y una satisfacción a nuestras vidas, y que nos permite y nos define dentro del marco de la sociedad en la que vivimos.

Todo, absolutamente todo lo que vivimos y experimentamos en nuestra existencia, se enmarca dentro de estas tres cuestiones: salud, amor y prosperidad. No hay más. Solo 3 lecciones a aprender. Cualquier situación, cualquier experiencia, afectará, involucrará o se definirá en el paradigma de una de estas tres cuestiones.

Y, por añadidura, cualquier disfunción, bloqueo, preocupación, disgusto, experiencia gratificante o dolorosa, estará siempre relacionada con una de estas 3 lecciones que, en la mayoría de los casos, afectará a las otras dos, tal y como iremos comprobando a lo largo de estas páginas.

Por ejemplo, un paciente que acuda a ti para que le ayudes a recuperarse de una dolencia física tendrá bloqueada la energía por causa de un deterioro en alguno de estos 3 ámbitos de su vida. Sea cual sea la dolencia, la causa, el bloqueo energético no será nunca (o casi nunca) el efecto que padece y que en apariencia le habrá hecho buscar ayuda, terapia, soluciones, ya sea dentro de las llamadas terapias alternativas, alopáticas, como farmacológicas, de cirugía, psicología..., hasta llegar, como te digo, a tus manos, a tu consulta, a tu camilla.

Puede que el motivo de su consulta sea una molestia crónica en el estómago que le provoca indigestiones, que le impide disfrutar de la comida, que le mantiene en estado de mal humor debido a su preocupación por la alimentación. Incluso te dice que ya se ha realizado todo tipo de pruebas «serias» a través de la medicina oficial y no le han encontrado nada anómalo. A ti, a mí, al terapeuta holístico, le interesará (para poder definir mejor el protocolo de actuación y asesoramiento) ir desenmarañando la causa de su «indigestión». ¿Qué hay en su vida que no asimila, que le intoxica, que no digiere, que está «tragando», que le está indigestando, envenenando?... ¿En qué ámbito de su vida se produce tal indigestión?... ¿Qué motivos hacen que no «digiera»?... ¿Qué provoca que su aparato digestivo se altere y produzca el efecto de acidez?... ¿Qué energías de personas, lugares o situaciones le están resultando tóxicas?

Las respuestas a estas preguntas explicarán el estado de bloqueo energético que provoca el efecto de dolor (digestiones lentas, acidez o nervios en el estómago), y que, por supuesto, no tiene ninguna causa física, sino energética.

Cuando la persona / el paciente va comprendiendo la causa, el hecho, la circunstancia o la situación que no digiere y va realizando cambios, su organismo, su sistema digestivo, se equilibra, cambia, sana.

Y para ello el terapeuta irá realizando su cometido: plantear las preguntas pertinentes con el fin de que sea el mismo paciente quien se sane a sí mismo. En esto consiste ser un catalizador. Un catalizador del cambio en el sistema de creencias del paciente.

Porque, en realidad, siempre, en cualquier terapia natural, holística, es el paciente quien se sana a sí mismo. El rol del terapeuta de terapias complementarias es un complemento, él es un especialista en recursos, en herramientas de independencia y de libertad que ofrece al paciente para que sea él mismo quien vaya haciendo sus propias elecciones y tomando sus propias decisiones sobre los cambios necesarios para su estado carencial.

Y sí, en este sentido, cada dolencia resulta ser una enseñanza. Una valiosa enseñanza.

LA CAUSA DE TODO ESTADO DE BLOQUEO ES EN ESENCIA ENERGÉTICA

Los terapeutas alternativos, holísticos, los que aplicamos terapias llamadas *complementarias,* trabajamos sobre y hacia la causa más allá de los efectos.

Cuestión complicada. Pero maravillosa. Por eso estás leyendo este libro. Porque el Masaje Atlante ha resonado en tu corazón. Y sí, como irás viendo, leyendo y sintiendo, es una de las técnicas más resolutivas que existen, precisamente porque actúa sobre la causa más allá del efecto.

El paciente (parece una broma cósmica que se le llame paciente a una persona que no se encuentra bien y que lo que menos tiene es paciencia), lo que espera es una solución —a ser posible rápida— para dejar de estar en medio del dolor (físico o anímico) que constituye el efecto de su dolencia, y espera de la medicina alopática el fármaco-milagro; y si deposita su confianza en las terapias alternativas, en el terapeuta holístico, busca que este se saque la varita mágica o el recurso sobrenatural-nueva-era para salir de la sesión y de la consulta con «su problema» resuelto.

Pero tal cosa no existe.

Ninguna sanación, ninguna recuperación de la salud perdida, tanto física como anímica, se dará mientras no se dé un cambio, en la mayoría de casos progresivo, y en ocasiones radical, del sistema de creencias, del estado de bloqueo energético que es la *causa* del *efecto* que está padeciendo dicho paciente y que está afectando a uno o varios aspectos de su vida, y cuyo origen habrá que desenmarañar poco a poco, con paciencia, con amor, con profesionalidad y con acompañamiento. Bien, en la aplicación de la técnica del Masaje Atlante, este viaje dura 7 semanas.

MASAJE ATLANTE NIVEL 1: UN VIAJE DE 7 SEMANAS

¿Se puede resolver cualquier problema de salud físico o anímico con la aplicación del Masaje Atlante en 7 semanas?

No. Ninguna persona puede cambiar su sistema de creencias, que es lo que ha desencadenado un estado de bloqueo energético que ha dado como resultado tal o cual dolencia, en 7 semanas.

Lo que se logra en las 7 semanas de tratamiento con el Masaje Atlante es entrar en un proceso de cambio y que dichos cambios o hábitos se instauren de forma permanente. Lo que se consigue es que la persona que ha recibido las 7 sesiones se dé cuenta de su capacidad de cambio, de logro, de reconexión con los estados esenciales de bienestar de los que en un momento dado, y debido a diferentes y variadas causas, se apartó, bloqueando su felicidad, su salud, su autoestima y su confianza en sí mismo y en la vida.

El Masaje Atlante es una técnica resolutiva, de probadísima eficacia a lo largo de más de 15 años, en varios países, que es aplicada por los terapeutas capacitados por la Escuela de Masaje Atlante, quienes han constatado y siguen constatando día a día su utilidad.

El terapeuta del Masaje Atlante es el catalizador, el testigo, el acompañante de este cambio, de este viaje hacia la sanación y el estado de bienestar de todo paciente, sea cual sea su dolencia.

Esta es la propuesta del Masaje Atlante.

De esto es de lo que trata este libro.

Pero volvamos a la invitación que te había hecho sobre mi visión particular (tanto a nivel personal como en mi experiencia como terapeuta holística en tantos años de trato con pacientes) de por qué enfermamos y nos deterioramos dejándonos arrastrar al estado de mala salud que nos aleja de una vida placentera y de celebración.

EL MIEDO Y LAS DECISIONES EQUIVOCADAS

Sea leyenda o realidad, el mito de la Atlántida siempre ha ido asociado con su decadencia, con su declive. Filósofos, historiadores, visionarios, médiums…, siempre han coincidido en este hecho: la Atlántida se hundió tras un periodo de excesos, corrupciones y abusos que provocaron su destrucción. ¿Castigo divino, desastre natural, tecnología poderosamente destructiva?

Todo apunta a que la sociedad de la Atlántida era exitosa, evolucionada, capaz de generar una calidad de vida y un nivel tecnológico jamás antes alcanzado, ni siquiera en nuestros tiempos actuales.

El declive de una sociedad se da cuando el abuso de poder, la manipulación, la explotación y el egoísmo de unos pocos acaban con el estado de prosperidad de toda una comunidad.

¿Y cuál es la causa capaz de provocar tal desequilibrio? Siempre es la misma: la ignorancia. Por muy inteligentes que sean los dueños del poder y del control, si su comportamiento es egoísta, están posicionados en la peor de las ignorancias, ya que para ejercer el control y el dominio violentan el estado de bienestar con la estrategia del miedo, realizando acciones nefastas en nombre de un dios o de unos dioses necesitados de sacrificios, o utilizando tecnologías que dañan y destruyen a la Madre Naturaleza. Y todo ello por y para el enriquecimiento sin escrúpulos, estableciendo diferencias entre las personas por cuestión de linaje, color de piel o estatus cultural, estrategias que imponen directa o indirectamente la política del terror, del miedo. Se embarcan en el peligroso juego de creerse dioses, con toda la soberbia espiritual que conlleva destruir a la propia naturaleza, y esclavizan la libertad de pensamiento y acción de otras personas sobre las que se ejerce dicho control.

Desde que el ser humano manipulado por acontecimientos, hechos y circunstancias nefastas e injustas empezó a conectarse con un tipo de vínculo nefasto y poderoso (el miedo), dejó de ser libre y empezó el desgaste, el deterioro. Cambió la forma de vida, de entenderla y de relacionarse con ella. El aprendizaje, el progreso y la evolución tomaron otros caminos, las comunidades y la sociedad se establecieron con otras perspectivas completamente diferentes a las que en un principio regían la vida en este planeta.

Solo los atlantes de corazón puro decidieron, acertadamente, poner a salvo toda la sabiduría aprendida en Lemuria de sus ancestros y de sus guías de otros niveles de realidad llevándola a otros lugares.

Se dice, se intuye (ya que, si hay evidencias, están guardadas en secreto, sin que se sepa claramente el motivo) que en todos los continentes donde hay pirámides cuyo origen y función se desconocen —al igual que los megalíticos círculos de piedra—, fueron los sabios atlantes sus constructores y los que depositaron en ellas la capacidad de descifrar en el cercano futuro, para que el ser humano no volviera a cometer pasados errores, para que se perpetuara la conexión con el Multiverso y que de esta manera el ser humano jamás olvidara su procedencia estelar, para que el enfoque de relación con la vida fuera el que siempre tuvo que ser: honrar a la naturaleza y celebrar el hecho elegido por la energía sagrada de cada alma en su decisión de experimentar una vida terrenal, física, material, celebrando la vida en común-unión, con sus semejantes y con los demás seres con los que compartimos este maravilloso planeta en paz y concordia verdadera.

¿Qué puede motivar a un ser humano con capacidad de poder manipulador a saltarse las normas de paz, concordia y bienestar comunitario? La respuesta siempre es la misma: el egoísmo sin medida. La ignorancia de no medir las consecuencias devastadoras incluso para sí mismo que acarreará el desequilibrio. La soberbia que esconde un atroz miedo y una falta de respeto a la vida.

El miedo es un «efecto secundario» de un tipo de movimiento energético poderoso pero muy destructivo: la soberbia espiritual. La inteligencia racional, intelectual, desprovista de la ternura, de la compasión y del sentido cálido y amoroso hacia el prójimo es lo que define la soberbia espiritual, que consiste en creerse un dios capaz de manipular la vida y a otros seres. Sobre todo en una sociedad donde se cree que los seres humanos poseían una capacidad cerebral supramental, con los dos hemisferios cerebrales a pleno rendimiento. Pero, repito, de nada sirve tener una supermente si no se tiene un corazón amoroso y compasivo.

Fue la soberbia espiritual lo que llevó al hombre *semidiós*, el que tenía conectados todos los filamentos del ADN, el que se relacionaba con la vida desde sus dos hemisferios cerebrales, con todo el potencial que de ello se deriva, a «salir del Edén», es decir, a salir de ese estado de salud perfecta.

El enfoque evolutivo dejó de centrarse en el SER y pasó a priorizar el TENER.

Una sociedad, una comunidad que celebra la existencia, la vida, tal y como siguieron haciendo la mayoría de etnias de indios del norte, el centro y sur de América, se define a sí misma como una unidad integrada, acogida por el entorno de la Naturaleza del enclave donde vive, que se comunica con la vida en los tres lenguajes ancestrales: el lenguaje, los símbolos y los rituales-ceremonias. Lo importante en estas sociedades pacíficas es el corazón, el sentimiento, el SER. Porque lo que se tiene, el TENER, es comunitario. Lo bueno se celebra y se comparte. Lo doloroso se consuela, se sana y también se comparte. Nadie es más que nadie. Los dones o especializaciones se viven como algo natural en beneficio de la comunidad, de la unidad.

Experiencias de terror, de injusticia, de abuso, de aislamiento, el sentimiento de separación, la desconexión con los planos superiores o «lugares de origen», el establecimiento y arraigo de la dualidad, del contraste, de la polaridad, de la diferenciación egoísta, la posibilidad de aprendizaje y evolución dentro de los parámetros del bien y del mal, con el aprendizaje añadido de saber tomar las decisiones correctas, con el fin de forjar una escala de valores persona, unos principios evolutivos... Todo hizo nuevas formas, nuevas posibilidades para «salir del error», para salir de la confusión en la que entró la humanidad en su camino hacia el siguiente peldaño evolutivo, que en la mayoría de religiones y culturas primitivas de todos los continentes se relaciona con un diluvio que casi aniquila la vida por completo y con una ayuda generalmente venida del cielo por parte del dios o los dioses, que ofrecen la oportunidad de renovación a través de una pareja original, impulsando la nueva humanidad, la nueva oportunidad de seguir juagando a ser seres humanos habitantes de este planeta y de esta realidad.

Dentro de estas nuevas posibilidades para salir del error, del sentimiento de separación, del miedo a la muerte y a la vida misma, entró en funcionamiento una ley necesaria para estos casos: la Ley de Oportunidad, o si queremos llamarla de otra manera, lo que conocemos con el término oriental como *Karma.* (En este sentido, es una ventaja tener la oportunidad de aprender y reparar errores pudiendo vivir los efectos y causas que uno mismo puso en movimiento al tomar una decisión equivocada.)

Y volviendo al aquí y al ahora después de este viaje al pasado imaginario pero muy real, e incluso actual (no hay más que prestar un poco de atención a las *seleccionadas* noticias que nos ofrecen los telediarios dentro de las franjas horarias que coinciden con las comidas que hacemos al día), ¿qué es lo que hace que tú o yo, o nuestros pacientes, tomemos decisiones equivocadas?

La respuesta sigue siendo la misma: los miedos personales, seguramente derivados de experiencias que acontecieron en ciclos pasados en los que hemos sido tanto víctimas como victimarios de periodos de vida en los que nos alejamos de SER y nos enfocamos en el TENER.

Tener una posición social, tener un apellido importante, una relación de conveniencia, unas propiedades materiales ostentosas, una casa o, mejor, una fortaleza, unos campos, una buena cuenta corriente... Vidas y vidas de apariencia en las que lo importante era aparentar, tener, poseer esto y lo otro. Hasta llegar a esta vida. En la Era de Acuario, donde la consciencia que despierta tarde o temprano te alerta de que lo más importante para tu Ser es que encuentres tu sentido de vida, tu capacidad de celebrar la vida y que descubras quién eres en realidad, no por lo que tienes, sino por lo que eres: una persona amorosa, compasiva y saludable en todos los sentidos, satisfecha por ser quien es más allá de las apariencias, cuya prioridad es precisamente la de poder celebrar la vida tomando las decisiones acertadas.

Una de esas decisiones acertadas seguramente será la de ser terapeuta, pues la motivación de todo terapeuta holístico es la de ayudarse a sí mismo y ayudar a su prójimo.

¿Y en el caso de un paciente? También va tomando decisiones acertadas, como el hecho de confiar en las terapias no invasivas que le aportarán recursos de autonomía y le ayudarán a que cambie su limitado sistema de creencias.

La mayoría de pacientes (y muchos, muchísimos terapeutas) seguimos teniendo miedo a la muerte, miedo al amor, miedo a la prosperidad, miedo a enfermar, miedo a las crisis personales y generales, miedo a que el dios en el que creemos no nos escuche, miedo al propio poder, a la capacidad creativa, miedos heredados, miedos inculcados..., y esta ignorancia de tantos miedos es lo que generalmente nos lleva a tomar decisiones equivocadas que nos hacen perder la salud, el amor o la prosperidad. Miedo consciente o inconsciente a un dios-castigador-que-todo-lo-ve. Ciclos de vidas completos de temor a un dios castigador, lo cual nos llevó a confundir lo espiritual con lo religioso y con lo místico. Esto nos desorientó todavía más, puesto que todas las religiones de la Era anterior, la Era de Piscis, han estado basadas en el temor, en el miedo, en un dios castigador que todo lo ve y juzga, y el misticismo, en la mayoría de los casos, ha provocado el aislamiento y el rechazo hacia la sociedad para poder llevar una vida de entrega hacia lo espiritual. Y no. La espiritualidad es *todo* en la vida; no solo es religión, no solo es misticismo: es simplemente *amar a tu prójimo como a ti mismo*. Es sentirse uno con todo lo que nos rodea.

En la Era de Acuario vamos entendiendo, asumiendo, valorando y experimentando que ser espiritual es ser respetuoso, amoroso, claro, sin juzgar, sin condenar, sin mentir. Vamos aprendiendo e integrando que lo importante es ser autentico, impecable, no perfectos, pero sí, cada vez más, siendo con uno mismo y con los demás fiel a una personal escala de valores y a unos principios guiados por el corazón, el sentido común y el sentido de la proporción.

Con esto no quiero decir que la influencia de las religiones o de las personas místicas haya sido completamente negativa, solo que ha incrementado la confusión, ya que la verdadera base de toda religión es *religar,* es decir, volver a unirte con tu propio poder creador o conseguir de nuevo la unión con el Todo, y, sin embargo, la dosis de miedo, temor, duda, culpa y castigo ha llevado a más confusión todavía. Se sigue matando y odiando al prójimo en nombre de la religión.

Y ahí seguimos, pero ahora ya en el recorrido que nos lleva de vuelta al origen, a trascender la polaridad, la dualidad, el miedo, el deterioro, el envejecimiento e incluso la muerte. Este ahora que estamos transitando es la Era de la Luz. Solo hemos hecho un bucle en la espiral evolutiva, apenas tiene importancia... El tiempo lineal solo existe en la tercera dimensión, y estamos integrando ya la cuarta dimensión. Y la cuarta dimensión es la del corazón, la del cuarto chacra. (Volveré sobre este tema más adelante, cuando lleguemos al apartado del Masaje Atlante nivel 3.)

Hasta ahora, la enfermedad y la muerte adquieren un sentido diferente: volver a nacer nos permite la posibilidad, la oportunidad de reparar errores, de encontrarnos de nuevo con todos los que amamos u odiamos y de tener una nueva ocasión de saldar cuentas y errores. Por supuesto que una gran parte de la humanidad sigue negando la evidencia de la reencarnación. Y sin embargo, toda persona con sentido común sabe perfectamente que las cosas, cualquier actividad que te interese, se aprenden a fuerza de repetirlas. No podemos ser seres humanos viviendo una sola vida. Sería una pérdida de energía, un sinsentido evolutivo. La oportunidad de experimentar diferentes roles en este juego de apariencias llamado vida material es infinita, inagotable, cambiante, progresiva. La experiencia es la base de todo progreso, de toda evolución.

Por otro lado, por duro o increíble que parezca, la enfermedad nos da la oportunidad de aprender, nos sitúa en giros casi siempre dramáticos que literalmente nos sacuden a valorar cosas, circunstancias, personas e incluso conocimientos del propio potencial que de otra manera no hubiéramos percibido ni valorado.

Para nuestro auténtico ser, ni la enfermedad ni la muerte ni los roles del ego tienen importancia, solo constituyen un aprendizaje, una oportunidad más en nuestra vida inmortal como seres de luz, como partes de un dios creador haciendo un viaje y experimentando un montón de posibilidades; por muy duro que suene, todo lo que nos ocurre es solo un maya, un juego, una diversión.

Pero ya estamos hartos de tanto sinsentido, de tanto disparate, de tanta injusticia, de tanta enfermedad y muerte y por eso hemos despertado.

La ley de oportunidad opera ahora en otra frecuencia, la frecuencia de «darte cuenta». Este darte cuenta te lleva a un cambio de actitud, y tu enfoque hacia la vida se transforma, en ti, en mí y en el paciente.

Esta actitud te lleva por ley de afinidad a recuperar lo que es tuyo, y empiezan a llegar a tu vida informaciones de este tipo: otras perspectivas se ponen ante ti para que sigas eligiendo, pero esta vez eligiendo bien, con información, con coherencia, para que hagas el cambio con una base sólida y puedas salir ya del miedo, el temor y la duda.

El masaje atlante es una valiosa herramienta más a tu alcance para que elijas desbloquear toda la información que sigue ahí en tus células, en tu hemisferio derecho, en tus chacras, en tu corazón, en la conexión de la doble espiral de tu ADN y que te capacita no solo para volver a conectar los doce filamentos a nivel energético, sino para que además puedas elevar tu vibración o campo bioenergético de manera que integres las nuevas frecuencias de la Era de Acuario, de la nueva consciencia, que, por cierto, no es nueva, pero sí olvidada, tan olvidada e incluso negada como lo fue la Atlántida. Pero pregúntale a tu corazón, porque ahí está toda la verdad más allá de las apariencias.

CAPÍTULO III

Introducción a los tres niveles del Masaje Atlante

Los 3 niveles del Masaje Atlante surgen de manera paulatina y natural con el paso del tiempo de aplicación y la experiencia profesional, con la finalidad de poder satisfacer determinadas demandas en las que el paciente precisaba un tipo de atención diferente.

Los 3 niveles, como veremos, se comprometen y enriquecen entre sí, aunque su protocolo de aplicación es diferente, la finalidad de mejoría es diferente y lo común en los 3 es el resultado: cambios positivos.

Veamos, pues, las diferencias tanto en aplicación como en resultado de cada uno de estos 3 niveles de manera introductoria. Y en el siguiente apartado profundizaremos más extensamente en cada uno de ellos.

MASAJE ATLANTE NIVEL 1

Hace más de 25 años, mi impotencia como quiromasajista especializada en masaje de relajación, sensitivo y antiestres, aplicado casi exclusivamente a pacientes/clientes femeninas en mi consulta, derivadas también en su gran mayoría por el consejo de psicólogos de ambos sexos que sabían de los terapéuticos beneficios de este tipo de masaje para la mejoría de sus pacientes —que adolecían de depresión, fatiga crónica, indicio de fibromialgia, alteración del sueño, nefasta relación con la comida, con episodios de anorexia e innumerables casos de bulimia—, hicieron que de manera casual me interesara no solo a nivel personal sino profesional en ampliar mis conocimientos con la finalidad de ofrecer una calidad de servicio en mi trabajo destinada a ofrecer resultados duraderos.

Pero no lo conseguía.

Gracias a esta limitación, en la mayoría de ocasiones frustrante, inicié un periplo de formación: estudié y practiqué yoga, especializándome en mantra-yoga; reiki, formándome con cuatro maestros cuyo enfoque hacia esta disciplina era diferente. Me comprometí conmigo misma en la práctica de la meditación diaria. Profundicé en mi especialización en flores de Bach, elixires, cristaloterapia, terapia de sonido en su modalidad maravillosa de los cuencos tibetanos, en cromoterapia, en técnicas de desbloqueo energético de las enseñanzas y legado de Osho, estudié Psicología transpersonal, formándome en el primero y segundo nivel de esta maravillosa alternativa de la Psicología terapéutica llamada Análisis transaccional, realicé cursos de dinámica y expresión corporal en Barcelona, hice un curso de Shiatsu, revalidé mi formación con el quiromasaje en la escuela Masser Mass de Alicante, donde por esa época vivía y tenía mi consulta. Me formé con Mujeres y Hombres Medicina en México, Uruguay, Argentina, Inglaterra y EE. UU. Visité, con mis cuarzos maestros siempre en mi mochila, lugares de poder donde la energía es extraordinariamente poderosa, en busca de respuestas.

Y leía, leía muchísimo, vorazmente, sobre técnicas asertivas, obras de autores como Deepack Chopra, Louise Hay, Chriss Grimson, Sondra Ray, Yogis; también acerca de chamanismo, metafísica. Todo en mi afán de disponer de recursos, de capacidad de respuesta para poder ofrecer un mejor servicio en mi interactuación con todas las personas, las mujeres que pasaban por mis manos. A algunas lo que les dolía era el cuerpo, y a otras, la mayoría, era el corazón y hasta el alma, de la que yo sentía se habían alejado hasta el punto de carecer de un propósito en su propia vida, paralizadas por la indefensión, la presión familiar, sentimental, laboral y el estrés, entre otros aspectos incapacitantes.

Pero seguía sin conseguir que la mejoría arraigara en mis pacientes. El masaje de relajación y antiestrés les proporcionaba alivio en primera instancia, pero, pasadas unas semanas, unos meses a lo sumo, su estado anímico volvía a estancarse.

Poco a poco fui introduciendo en las sesiones de masaje algunas mejoras, dependiendo del nivel de apertura de cada paciente/clienta en particular. (Tengamos en cuenta que hace 25 años las terapias alternativas no tenían ni la difusión, ni la seriedad ni el reconocimiento que tienen hoy en día; a pesar de no estar todavía en el lugar que les corresponde en casi ningún país, se han difundido gracias al aumento de información a través de libros y publicaciones especializadas y, sobre todo, con la herramienta de Internet, la ventana mágica, que permite que la información esté al alcance de cualquiera que la busque y ofrece la posibilidad de que cualquier persona pueda informase, contrastar en un maremágnum informático y decidir qué camino seguir, aplicando el sentido común y el sentido de la proporción adecuados, esto es algo evidente.)

Poco a poco fui pautando, incluyendo en las sesiones de masaje otras terapias complementarias: les aconsejaba a mis pacientes/clientas la ingesta de flores de Bach, la interactuación con un mineral determinado, aplicaba en los últimos 15 minutos de la sesión de masaje la imposición de manos a través de Reiki, en otras ocasiones les realizaba en los últimos 5 minutos de la sesión de masaje una minisesión de terapia de sonido con mis cuencos tibetanos, les aconsejaba asanas de yoga, mantras, mudras, les hablaba de la importancia del color en la indumentaria, del valor terapéutico del agua, de los elixires, de la actitud y del pensamiento positivo…

Y sí, había mejoras. Me alegraba. Pero la alegría duraba poco. Porque nuevamente, pasado un tiempo, la pauta dolorosa volvía a manifestarse; parecía que todo cuanto yo hacía y les sugería que hicieran no se arraigaba, no perduraba el estado positivizado.

Volví la mirada hacia el interior buscando respuestas. Cada día, en mi meditación, pedía a mis guías más elevados en la Luz, al Plan de mi alma, a mi Yo superior, a mis ángeles, a la Madre divina… Poder recibir y/o recordar una técnica que fuera resolutiva, una técnica con la que el paciente realmente se involucrara en su propio proceso de mejoría y sanación de una manera alegre, dinámica y efectiva.

Resumiendo: la técnica del Masaje Atlante se me fue mostrando poco a poco, a través de secuencias donde podía experimentar y sentir con la consciencia expandida cada paso, recordando, sintiendo, y tomando notas después de cada meditación

El siguiente paso fue estructurar el protocolo de aplicación de las 7 sesiones donde el cuerpo del paciente tenía que ser tratado de diferentes maneras, ya que en cada una de las 7 partes del cuerpo el estado de bloqueo energético era debido a causas no resueltas diferentes. Esto requería la interactuación complementaria de la remoción llevada a cabo por las manos —masaje—, la aplicación de un aceite esencial para cada una de las partes del cuerpo, diferente para cada sesión —aromaterapia—, la escucha consciente de músicas de relajación específicas —musicoterapia—, la aplicación de determinados cristales sobre el cuerpo del paciente, distintos en cada una de las 7 sesiones —cristaloterapia— y el compromiso por parte del paciente de llevar un diario —libreta del paciente— en los siete días que transcurrían entre una sesión en mi consulta y la siguiente.

Durante un año traté a siete pacientes femeninas. Siete mujeres hartas de su situación. Siete mujeres valientes y decididas a involucrarse, que se comprometieron a recibir el tratamiento durante 7 semanas seguidas.

Los resultados fueron espectaculares, y en dos de los casos milagrosos.

Pero no fue gracias a mí. Tampoco fue gracias al Masaje Atlante. El arraigo del estado positivo, el cambio, la mejoría, la conexión de nuevo con la capacidad de celebrar la vida, el desbloqueo de las cualidades creativas, del pensamiento positivo, de la ilusión, de la confianza en ellas mismas, en todos los casos fue gracias a que se comprometieron consigo mismas, gracias a que aplicaron los recursos recibidos, gracias a que invitaron a formar parte de sus vidas a varias herramientas valiosas y complementarias: llevar un diario, interactuar con minerales, regalarse 5/10 minutos al día de relax para cerrar los ojos y conectar con algún estado esencial sugerido por la música especialmente relajante que escuchan mientras respiran un aroma de su preferencia. Y así, de esta manera, fortalecieron su capacidad de enfrentar los posibles cambios, sorpresas y desafíos a los que la vida misma les podría enfrentar en cualquier momento. Y, además, siempre estaba y está la posibilidad de volver a recibir nuevamente las 7 sesiones del Masaje Atlante de nivel 1. Porque en la vida, lo único inalterable, lo único que no cambia es el cambio.

¿Todas las personas que recibieron las 7 sesiones de Masaje Atlante lograron sanar sus dolencias?

Todas, sin excepción, a las que yo traté durante este primer año de experimentación de la técnica: sí. Lo lograron. Incluso algunas de ellas en la actualidad son excelentes terapeutas de Masaje Atlante. Y las que vinieron después, incluidos algunos hombres derivados por mis propias pacientes/clientas, también. Al igual que los adolescentes, chicos y chicas que traté posteriormente.

Pero (por supuesto que hay un pero), tal y como digo insistentemente en los cursos presenciales de formación en la técnica, el éxito de las 7 sesiones del Masaje Atlante nivel 1 no depende de cualquier paciente, solo de algunos pacientes, ya que no todos ellos, por sus circunstancias personales, por su carácter o por mil variadas razones, están dispuestos a comprometerse con el proceso de su propia mejoría. Por lo que el Masaje Atlante nivel 1 no es una técnica que se pueda recomendar a todo el mundo.

El Masaje Atlante solo se debe recomendar a aquellos pacientes/clientes que manifiestan abiertamente que están dispuestos a involucrarse en su propio proceso resolutivo. A aquellos pacientes capaces de comprometerse a venir a tu consulta durante 7 semanas seguidas, comprometerse a interactuar con las pautas que cada semana, como tareas para casa, su terapeuta de Masaje Atlante les recomienda. Capaces de concederse un tiempo, cada día, de 5 a 15 minutos para parar su actividad por muy frenética que sea, por muy poco tiempo libre que dicen tener; capaces de observarse, acecharse y darse cuenta de que nadie más que uno mismo puede llevar a cabo el proceso de reconexión con su capacidad de celebrar la vida, de conectar con su felicidad interior, con su alegría y su creatividad.

El Masaje Atlante no es para indolentes ni vagos. No es para personas que pretenden recibir una terapia-milagro (no existe ninguna terapia-milagro: cualquier terapia o técnica resolutiva, eficaz, implica intrínsecamente y por añadidura, consciencia; si el paciente no se involucra no habrá resultados, no habrá sanación, no durara el efecto «subidón»), ni para los que pretenden que tú o yo u otro terapeuta haga el trabajo que solo a uno mismo le corresponde hacer: afronta la situación e involucrarse en la responsabilidad de tomar decisiones acertadas, sin miedo, con valentía. Entonces sí, entonces se darán los resultados positivos.

Concluyendo: para que las 7 sesiones del Masaje Atlante den resultados, será el terapeuta quien sienta y crea (lo que dice el corazón unido a lo que dice la razón) que un paciente ya está preparado para iniciar el viaje de 7 semanas hacia su estado positivo y que este se arraigue.

Si un paciente, por las circunstancias que sea, no ve claro el compromiso, pone objeciones a lo de recibir durante 7 semanas seguidas tratamiento (una sesión de Masaje Atlante dura aproximadamente 2 horas), pone objeciones con lo de dedicarse 5 a 15 minutos de relax al día o a escribir en un diario las apreciaciones de cambios que ha de observar en su día a día, no le aconsejaremos esta técnica.

¿Qué hacer entonces? En estos y en otros casos, como veremos a continuación, la sugerencia será que este tipo de pacientes reciban la técnica del Masaje Atlante nivel 2.

MASAJE ATLANTE NIVEL 2

El Masaje Atlante nivel 2 se llama *Masaje Atlante articular.*

Decidí darle este nombre porque ilustra básicamente de qué se trata. En la sesión del Masaje Atlante articular se manipula mediante masaje el cuerpo del paciente en sus lateralidades principalmente, ya que lo que pretendemos desbloquear es sobre todo la energía negativa que se encuentra arraigada justo en las articulaciones. (En el siguiente capítulo profundizaremos mucho más en todo lo relacionado con el Masaje Atlante articular.)

¿QUÉ DIFERENCIA HAY ENTRE EL NIVEL 1 Y EL NIVEL 2?

En el nivel 1 se trata la totalidad del cuerpo del paciente. En cada sesión la zona a tratar será una zona determinada. El cuerpo del paciente se divide por «zonas de carga» y bloqueos energéticos derivados de muy diferentes circunstancias y experiencias. Las sesiones han de recibirse de manera continuada (7 días idealmente entre una sesión y la siguiente), ya que, aunque tratamos el cuerpo por zonas, siempre hay una vinculación entre los bloqueos, marañas y nudos energéticos de una zona y otra. Sin embargo, en el nivel 2 nos centramos exclusivamente en las articulaciones; en las extremidades: brazos y piernas, y en todas o la mayoría de las articulaciones del cuerpo.

Se trata de un perfil de paciente / cliente que manifiesta dolor en las articulaciones, que padece cansancio físico sin motivo aparente o que, debido a las circunstancias del trabajo y / o profesión que realiza, siente un desgaste físico y vital en su energía.

El paciente del nivel 2 puede ser ocasional, puntual, y no tiene necesidad de comprometerse a recibir las 7 sesiones del nivel 1.

El paciente del nivel 2 no tiene que realizar ningún trabajo en casa. Puede venir a recibir el masaje cuando le parezca conveniente. La sesión dura la mitad de tiempo que para el nivel 1.

El protocolo de aplicación es totalmente diferente también; las herramientas que se utilizan en la aplicación de la técnica son distintas a las empleadas en el nivel 1.

Concluyendo: el paciente que puede beneficiarse de los excelentes resultados que ofrece la técnica del Masaje Atlante articular no necesita reconectarse con su capacidad de celebrar la vida. Lo que quiere principalmente es un tipo de masaje que le ayude a drenar energía de cansancio y / o dolor físico puntual.

Quizá venga a consulta para informarse sobre una técnica de masaje que le vaya bien a su estado de cansancio físico motivado por exceso de responsabilidades, exceso físico temporal o permanente o que tan solo exprese que por algunas circunstancias concretas siente que se «carga» negativamente.

Las articulaciones constituyen el sistema de «bisagras» del organismo, lo que nos aporta flexibilidad o rigidez a nivel energético.

En las articulaciones existen huecos donde la energía de agotamiento, cansancio, indefensión, de vibración lenta, perniciosa, derivada de circunstancias personales, sentimentales, familiares, laborales, etc., se arraigue generando auténticos nudos cuya consecuencia se puede manifestar en falta de vitalidad, cansancio excesivo, dolor articular, muscular, etc.

El estado de saturación de energía negativa, de vibración lenta de las articulaciones, puede deberse a una cuestión motriz: por esfuerzo físico en determinados trabajos (las enfermeras que levantan a pacientes a pulso, camas, camillas, sillas de ruedas, materiales sanitarios, etc.; transportistas que cargan y descargan pesadas mercancías; peluqueras y peluqueros que pasan horas y horas de pie; personas cuya profesión les fuerza a conducir o caminar horas y horas; profesiones que obligan a estar sentado o en la misma posición muchas horas seguidas, etc.).

Otros tipos de pacientes a los que el nivel 2 puede conceder alivio, mejoría y solución a su cansancio físico y anímico:

- Estudiantes
- Mujeres embarazadas
- Personas con diagnóstico de artritis
- Deportistas
- Personas que se están recuperando de una intervención quirúrgica y están guardando reposo
- Personas que están siguiendo un régimen (como ayuda complementaria)
- Personas que han recibido un diagnostico médico alarmante
- Pacientes diagnosticados de depresión
- Pacientes diagnosticados de bipolaridad o arritmia emocional
- Casos de cáncer, Lupus, sida, etc.

Y en todos aquellos casos en los que el terapeuta concluya que el paciente no está preparado para comprometerse a acudir a consulta para recibir las 7 sesiones de las que consta el nivel 1.

MASAJE ATLANTE NIVEL 3

Desde el primer momento en el que decidí legalizar la técnica del Masaje Atlante, el Ministerio de Industria, la Agencia de Patentes, mi asesor fiscal y mi abogada me sugirieron que debía idear un logo. Como habrás observado, el logo que se va repitiendo a lo largo de estas páginas es el formado por tres delfines que rodean la silueta de un diamante facetado. El logo original, además, está patentado en color violeta. No es casualidad. En un principio yo sentí que la conexión que hay entre el Masaje Atlante y los delfines, más mi vínculo personal con estos cetáceos desde mi infancia, era lo que me había hecho intuitivamente elegir al delfín como emblema representativo de la técnica. Y no uno ni dos, sino tres, porque creía que ello simbolizaba que vivimos en la tercera dimensión de conciencia. Y lo del diamante, porque el Masaje Atlante es una técnica que literalmente «pule» lo mejor de uno mismo, cada faceta única y maravillosa que cada persona trae a esta vida desde el plan de su alma y que, a medida que crecemos, progresamos y evolucionamos, vamos limpiando hasta convertirnos en lo que somos: pura luz, pura maravilla, recibiendo y emitiendo la luz de los planos superiores de existencia en las circunstancias materiales como seres físicos.

Sí, es así. Pero había más. Y lo fui descubriendo poco a poco. Precisamente cuando me encontré con determinados casos de pacientes a los que no podía ayudar con la aplicación del Masaje Atlante en el nivel 1 ni en el nivel 2.

Así surgió el nivel 3. Así me di cuenta de que en realidad el Masaje Atlante, como su logo, constaba de 3 partes, de 3 niveles, complementarios y a la vez independientes entre sí, para casos diferentes, para pacientes diferentes.

Por eso, si bien yo elegí como símbolo el delfín, el logo tiene 3 y no uno ni dos. Tres. Y en medio, un diamante.

Hemos visto que en el nivel 1 el paciente es tratado en la totalidad de su cuerpo. En el nivel 2 tratamos principalmente las extremidades, sus lateralidades. Y en el nivel 3 lo que trataremos serán sus centros vitales: sus chacras, principalmente.

¿EN QUÉ MÁS SE DIFERENCIA EL NIVEL 1 Y 2 DEL NIVEL 3 DE MASAJE ATLANTE?

Principalmente se diferencia en su objetivo: desterrar los miedos, entre otros de sus muchos beneficios. El enfoque, el protocolo de aplicación y el material a utilizar en el nivel 3 son diferentes a los de los niveles 1 y 2.

El nivel 3 es además el más placentero de recibir y de aplicar. Aunque es muy cierto que tanto el 1 como el 2 son muy gratificantes, sin embargo, al ser aplicado gran parte en el agua, mediante un masaje de acunamiento, el 3 resulta reconfortante.

El Masaje Atlante en el agua o Masaje Atlante nivel 3 es una técnica también llamada *Técnica Libertad Delfín,* que conecta con los delfines terapeutas y su energía sanadora, como veremos en el apartado correspondiente en los siguientes capítulos.

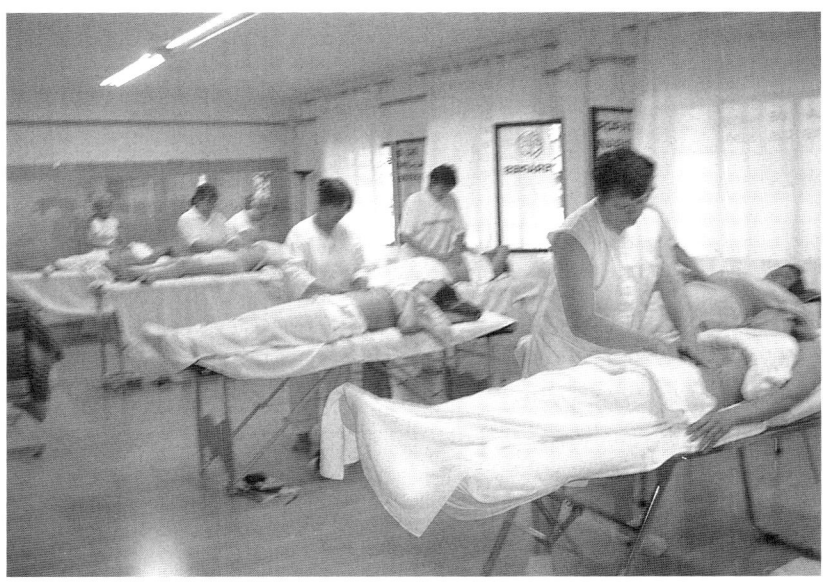

Los resultados son inmediatos: la persona que lo recibe siente un estado de relax, alegría y bienestar incomparables. El resultado después de unas cuantas sesiones del nivel 3 es la liberación de toda energía acumulada que impedía sentir alegría, armonía, gozo y felicidad por la vida. Puede aplicarse a personas de cualquier edad.

El nivel 3 está muy recomendado para aquellos que siguen teniendo traumas de nacimiento, de infancia y adolescencia.

Para pacientes cuyo bloqueo se centra en alguno de sus chacras, principalmente en el chacra corazón debido a fracasos y/o pérdidas sentimentales.

Para niños pequeños e incluso bebés, siendo una técnica de aprendizaje muy recomendable para mamás y papás.

Y, sobre todo, el nivel 3 está muy recomendado, por los resultados, en todos aquellos casos en los que el paciente expresa miedos de cualquier tipo, racionales e irracionales, justificados o no, reales o imaginarios, pero que le limitan.

Para el aprendizaje y la aplicación de cualquiera de los 3 niveles del Masaje Atlante no es necesario tener previamente nociones de masaje, puesto que las manipulaciones que se aprenden en el curso presencial son sencillas pero muy efectivas. El Masaje Atlante en el agua puede aplicarse en piscinas de agua caliente, SPA y en el mar en los meses de verano.

SEGUNDA PARTE

El Masaje Atlante nivel 1: técnica de aplicación

CAPÍTULO I

El Masaje Atlante nivel 1

LAS 7 SESIONES DEL MASAJE ATLANTE

El Masaje Atlante debe aplicarse mediante 7 sesiones a razón de una sesión semanal, siendo lo ideal que entre una sesión y la siguiente transcurran 7 días.

Este ciclo de 7 semanas podrá repetirse tantas veces como el paciente lo demande, siendo recomendable que después de un ciclo de 7 semanas transcurra un intervalo de 7 a 28 días para que el mismo paciente pueda verificar los positivos cambios obtenidos y dejar así un periodo de tiempo antes de iniciar con renovado entusiasmo nuevamente el tratamiento.

Esta necesidad de repetir nuevamente un ciclo de 7 sesiones es más común de lo que parece. El motivo es precisamente que el paciente ha notado que han ido cambiando muchos aspectos de su carácter, personalidad, temperamento, circunstancias y proyectos, y ello le impulsa a seguir hacia delante, hacia un resurgimiento o renacimiento de sí mismo con ilusión renovada.

La sugerencia de que deje pasar unos días (de 7 a 28) entre la última sesión y el inicio del nuevo ciclo de 7 sesiones tiene sentido para que se conceda a sí mismo un espacio de toma de consciencia de todos los pequeños, medianos y grandes cambios que se han ido produciendo.

Cada sesión será diferente a las demás, tanto en el enfoque como en las herramientas adicionales que se van a emplear. Sin embargo, las manipulaciones siempre serán las mismas: circulares.

LAS MANIPULACIONES

Los pases de masaje sobre el cuerpo del paciente se deben realizar con mucha delicadeza: no se trata de efectuar un masaje terapéutico, ni deportivo ni de relajación.

Evidentemente, cada zona del cuerpo a tratar, por su morfología, requerirá un tipo de ritmo y presión. Si se tienen conocimientos sobre quiromasaje y/o anatomía, los movimientos circulares se realizarán con mayor conocimiento de causa, sin embargo, no es necesario ser quiromasajista ni fisioterapeuta para aplicar la técnica del Masaje Atlante, ya que los movimientos que vamos a emplear no tienen como fin una función terapéutica *ni sustituir el trabajo y cometido de un profesional del masaje:* lo que pretende el Masaje Atlante es ayudar a liberar la energía caótica, estancada, negativa que, en forma de cristalizaciones energéticas semejantes a grabaciones, se encuentra almacenada en el campo bionergético/áurico del paciente, para lo cual, evidentemente, masajearemos la piel, la zona a tratar en cada sesión.

Las 7 zonas en las que dividiremos cada sesión serán:

- **Primera sesión**: la zona de la espalda en toda su extensión.
- **Segunda sesión**: la zona de las piernas por la parte posterior en toda su extensión, incluyendo glúteos y obviando los pies.
- **Tercera sesión**: la zona de las piernas por delante en toda su extensión, obviando los pies.
- **Cuarta sesión**: la zona del vientre, abdomen y laterales de la cadera en toda su extensión.
- **Quinta sesión**: la zona de pecho, esternón, clavículas y ambos brazos, incluidas las manos.
- **Sexta sesión**: la zona de cabeza, cara, cuello, nuca y cuero cabelludo.
- **Séptima y última sesión:** la zona de los pies en toda su extensión.

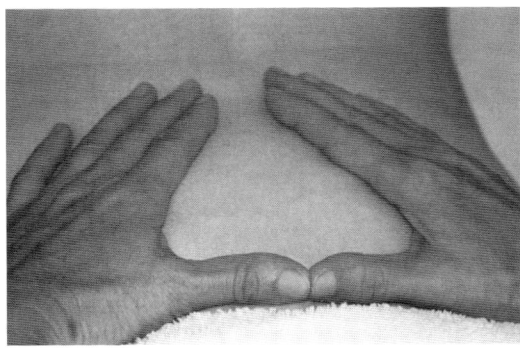

Las manipulaciones a realizar se efectuarán con ambas manos, una sola mano, una mano sobre la otra, con las yemas de los dedos, con los nudillos de las manos, con las palmas de las manos, y siempre en sentido circular, hacia el interior y hacia el exterior de la zona tratada alternativamente, y recordando en todo momento que la presión ha de ser intensamente suave, según sea la morfología del paciente: una piel gruesa tendrá una mayor capa cornea que permitirá presionar con más fuerza, mientras que una piel delgada carente de grasa, que muestre el perfil de los huesos, no soportara una presión excesiva.

También será importante observar el ritmo: si los movimientos circulares se efectúan de manera rápida y superficial, el efecto es estimulante, en ocasiones estresante, ya que el paciente no logra relajarse e incluso puede sentirse incómodo por notar una manipulación demasiado superficial. Por el contrario, si el ritmo es lento en exceso, el paciente también puede sentir incomodidad. El equilibrio tanto en el ritmo como en la presión lo dará la experiencia, y nunca está de más preguntarle directamente al paciente al respecto: ¿te va bien el ritmo y la presión de mis manos?

En relación con los círculos que se van realizando, pueden ser: amplios, cortos, extensos, proximales, distales, con más o menos alternancia de presión, pero siempre se realizarán de forma intuitiva. Recordemos que el terapeuta está en sintonía con la zona que masajea y su consciencia está centrada en la afirmación que realiza mentalmente en nombre del paciente a modo de liberación energética: *En ese momento el terapeuta es un canal para la energía de liberación y transmutación* de las posibles grabaciones que puedan estar en la zona cristalizadas (como veremos al explicar la energía que se va liberando en cada zona).

LA AFIRMACIÓN

El Masaje Atlante nivel 1 tiene como objetivo una liberación energética de grabaciones limitadoras contenidas a nivel epitelial, muscular, visceral, celular e incluso áurico. Por lo que los movimientos que ha de efectuar el terapeuta estarán basados en la sintonía asociativa de los movimientos circulares que realiza con sus manos, dedos, palmas o nudillos sobre la zona a tratar del paciente, a la vez que mantiene en su mente y en su corazón el pensamiento / sentimiento de la afirmación que «trabaja». (Ver ficha sugerida para cada afirmación según la zona tratada.) Y su finalidad siempre será la misma: asumir en ese puntual momento de aplicación del masaje en la sesión, el poder liberador que como terapeuta holístico está realizando, con total confianza y desapego, con total entrega y empatía al momento preciso de la terapia.

Cada zona del cuerpo está «especializada» en reflejar las limitaciones, la desarmonías, los traumas, las cristalizaciones, los bloqueos, los miasmas, los nudos y las marañas energéticas, que a modo de almacén o archivador de datos están instalados en el cuerpo sutil del paciente, en su campo bioenergético o aura, lo cual afectará negativamente al flujo de la energía vital que fluye por los meridianos y canales energéticos que configuran, según la medicina oriental, un total de 72.000 (setenta y dos mil) filamentos de energía tanto eléctrica como magnética, la esencia que nos aporta dinamismo y vitalidad al cuerpo y a la mente.

No es casualidad que para cada zona que tratemos la afirmación, como movimiento energético liberador que realizamos, tenga un contenido diferente. Lo importante es su efectividad. Lo importante es que el terapeuta sea consciente de por qué ha elegido precisamente este sagrado oficio: ayudar al prójimo a que se ayude a sí mismo.

La afirmación sostenida en el pensamiento y sentida desde la compasión del corazón, ha de ir al unísono con el movimiento de las manos. Y vuelvo a insistir en que la presión ejercida deberá ser suave y agradable, aunque lo mejor es dejar «que las manos actúen libremente» ejerciendo la presión conveniente e intuitiva en cada caso.

El tiempo de masaje directo sobre la piel de la zona a tratar será de unos 45 minutos. A continuación pasaremos durante unos minutos un masajeador de madera por la zona, a la vez que dejamos de estar enfocados en la afirmación. Existe gran variedad de estos rodillos en las tiendas especializadas en herramientas para masaje, pero los más convenientes son los que podamos manejar cómodamente con una sola mano y, a ser posible, que estén hechos de madera natural. Lo más probable es que no te limites a disponer de un solo modelo de masajeador y prefieras compartir varios de diferentes formas y tamaños. Con estos pases suaves de masajeador estaremos preparando la piel para el siguiente paso: la imposición de la sesión de cristaloterapia enfocada exclusivamente a la zona del cuerpo que terminamos de tratar. (En cada sesión los minerales que se utilizan son diferentes, como veremos en el apartado correspondiente.)

El masaje lo realizaremos con aceite de almendras dulces —por ser el más hipoalérgico de todos los aceites de masaje de uso estético y calmante tópico—, al que añadiremos unas gotas de aceite esencial de aromaterapia, diferente para cada sesión, diferente para cada zona del cuerpo a tratar, y que estará en relación vibracional con la intención de desbloqueo de la posible energía bloqueada de dicha zona del cuerpo del paciente.

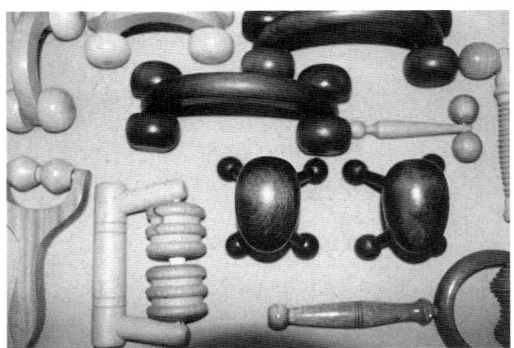

LA ACTITUD DEL TERAPEUTA

Se trata de que tanto terapeuta como paciente se encuentren en la misma sintonía de bienestar, sobre todo mientras durante la sesión de masaje.

En este sentido, será muy conveniente y eficaz que el terapeuta sea consciente en todo momento de su vital importancia en el movimiento energético de drenaje que está realizando, no solo a través de sus manos y con la vibración de la esencia floral, sino, sobre todo, con la afirmación de poder que mantendrá en todo momento en su pensamiento / sentimiento mientras esté realizando las manipulaciones sobre la zona del cuerpo del paciente en cada sesión. Las palabras con las que se estructura la afirmación energética vibracional y causalmente tienen un poder liberador extraordinario, operativo sobre todo porque se pronuncian y se sienten desde el poderoso principio metafísico de unidad Yo Soy.

Esta afirmación liberadora y restauradora será prácticamente la misma en cada zona a tratar, lo único que irá variando será el enfoque sobre dicha zona. diferente en cada sesión de cada semana. El modelo de afirmación puede ser:

- «Yo soy el poder que libera ahora toda *posible* energía estancada aquí (la zona que está siendo masajeada)».

- «Yo ordeno con el poder del amor que fluya la energía *ahora*, en perfecto equilibrio y armonía, drenando cada célula de esta (espalda, pierna, vientre…), mejorando ahora la circulación sanguínea, linfática y elevando el tono muscular y la vitalidad.»

- «Yo soy el poder liberador que hace fluir ahora, *en perfecto equilibrio y armonía*, la salud y la belleza de todas las células de la (espalda, pierna, vientre…) de… (nombre del paciente).»

Estas tres afirmaciones, de un poder extraordinario, sencillas pero muy efectivas, han sido utilizadas no solo por mí, sino por infinidad de terapeutas de Masaje Atlante del Nivel 1, pero ten en cuenta que solo son un ejemplo. Puedes utilizarlas textualmente, las tres de modo alternativo en una misma sesión, o elegir una o dos. Y también puedes construir las tuyas a tu gusto. Sin embargo, te sugiero que tengas en cuenta los principios más específicos de las afirmaciones positivas y de metafísica. Te explicaré por qué. Si vuelves a leer las tres afirmaciones, verás que en cada una de ellas he subrayado algunos términos; estos términos son la base, el secreto de que una afirmación sea eficaz. Repasémoslas de nuevo fijándonos en los términos subrayados:

- Primera afirmación: «Yo soy el poder que libera toda *posible* energía estancada aquí (la zona que está siendo masajeada)».
  «Posible»: Sea cual sea el tipo de dolencia que padezca un paciente, nunca un terapeuta holístico da por hecho que es así, ya que un terapeuta holístico sabe perfectamente que cualquier dolencia, diagnóstico o malestar solo es una apariencia, un desequilibrio energético que puede resolverse siempre. Siempre. Y desaparece cuando en los casos desahuciados por la medicina oficial, se dice que ha ocurrido «un milagro».

- Segunda afirmación: «Yo ordeno con el poder del amor que fluya la energía *ahora*, en perfecto equilibrio y armonía, drenando cada célula de esta (espalda, pierna, vientre…), mejorando ahora la circulación sanguínea, linfática y elevando el tono muscular y la vitalidad».
  «Ahora»: Para que la energía movilizada por la afirmación surta efecto, hay que pronunciarla en presente, y la máxima expresión del presente es AHORA. La mayoría de afirmaciones de trabajo de crecimiento personal, afirmaciones positivas y

afirmaciones de metafísica se estructuran en tiempo verbal infinitivo. Y lo que pronunciamos en infinitivo, va a parar al infinito. Esto quiere decir que se concretará o no, ya que lo que se afirma se lanza al infinito sin concretar.

- Tercera Afirmación: «Yo soy el poder liberador que hace fluir ahora, en perfecto equilibrio y armonía, la salud y la belleza de todas las células de la (espalda, pierna, vientre…) de… (nombre del paciente)».
  «En perfecto equilibrio y armonía»: Esta forma de petición resolutiva nos asegura que la terapia, la sanación, será realizada según el nivel evolutivo del paciente y según su nivel de consciencia, sin necesidad de posibles «efectos limpieza», es decir, sin necesidad de efectos secundarios acelerados ni desconcertantes.

Conclusión: Toda afirmación realizada mientras se están efectuando las manipulaciones manuales del masaje sobre la zona a tratar en la sesión, tiene que seguir unas pautas de efectividad, calma y equilibrio ubicadas en tiempo presente. Tú, como terapeuta, puedes construir tus propias afirmaciones resolutivas para estar con la atención enfocada los 45 minutos que dura el masaje circular sobre la zona que estás tratando en el cuerpo de tu paciente, pero asegúrate de configurarlas en tiempo presente (ahora), no dando por hecho que hay una energía estancada, disfunción, enfermedad, saturación, bloqueo o dolencia (posible), y sabiendo que la sanación se está realizando en equilibrio y armonía (perfecto equilibrio y armonía).

Obviamente, las afirmaciones se realizan en silencio, mentalmente, con sentimiento y consciencia de lo que se está afirmando. Sobre todo porque el paciente ha de estar en un estado de relajación física y mental. De ahí la importancia a la hora de elegir la música que sonará en cada sesión y que le servirá para disfrutar de un momento placentero.

LA MÚSICA

La música que elegiremos para cada una de las 7 sesiones del nivel 1 será preferentemente de las que venden en comercios especializados: música de relajación / meditación; sonidos de la naturaleza, música de relajación, música monótona que incluye sonidos de pájaros, aleteos, delfines, etc. Siempre procurando que sea evocadora de estados esenciales de bienestar que inspiren paz y tranquilidad. Una música diferente para cada una de las 7 sesiones.

En ocasiones, en los cursos me preguntan si puede ser conveniente la música clásica o las composiciones estilo *chillout*, el sonido de cuencos de cuarzo o tibetanos o la de mantras. Y, aunque a mí personalmente me apasionan los mantras, me encantan y los utilizo a diario para mi propio estado de bienestar, no aconsejo su empleo en las sesiones de Masaje Atlante por ser excesivamente repetitivos y, además, porque no resultan placenteros a todo el mundo: los mantras han de gustar como elección personal. Y lo que pretendemos en las sesiones del nivel 1 es que el paciente se deje llevar por una música de sonidos, ritmos y acordes relajantes y sugerentes de paisajes sublimes, de atardeceres, de amaneceres, de ángeles, de estrellas…, relax físico y mental.

En relación con elegir determinadas piezas de obras maestras de la música clásica, por muy relajantes que sean, siempre pueden resultar asociativas, quiero decir que puede que el paciente vincule la música que tú has elegido para la sesión con algún recuerdo emotivo o incluso triste o desagradable. Nunca se sabe.

Lo mismo ocurre con la música denominada *chillout,* que suele versionar temas muy conocidos que el paciente puede asociar con recuerdos preciosos o dolorosos, cuando lo que pretendemos es que se encuentre en un estado mental, físico y emocional de relax.

Por último, utilizar durante las dos horas de sesión un CD de sonidos de cuencos de cuarzo o tibetanos puede ser excesivo, a menos que el paciente sea un enamorado de este tipo de acordes generalmente tan agudos. A mí me encantan —y a infinidad de mis pacientes también, pero no a todos—, soy terapeuta de sonido sagrado con cuencos tibetanos y tengo publicado un CD con sesiones de cuencos, pero no lo utilizo para las sesiones del nivel 1 a menos que sea el mismo paciente quien me lo pida, por resultarle especialmente relajante y gratificante.

La mejor opción es que cada terapeuta sienta qué tipo de música de relajación puede ir bien para el cometido a realizar en cada una de las 7 sesiones. En los cursos presenciales, durante las prácticas, yo voy poniendo diferentes estilos de música de relajación para que sea más fácil elegir uno: más lento, más rítmico, con sonidos de la naturaleza, animales, etc.

LAS ESENCIAS FLORALES Y/O FRUTALES

Para cada zona a tratar del cuerpo del paciente, en cada sesión del nivel 1 aplicaremos una esencia floral o frutal determinada que estará vibracionalmente relacionada con el

trabajo de desbloqueo llevado a cabo, y, por supuesto, con el significado energético de la afirmación de desbloqueo.

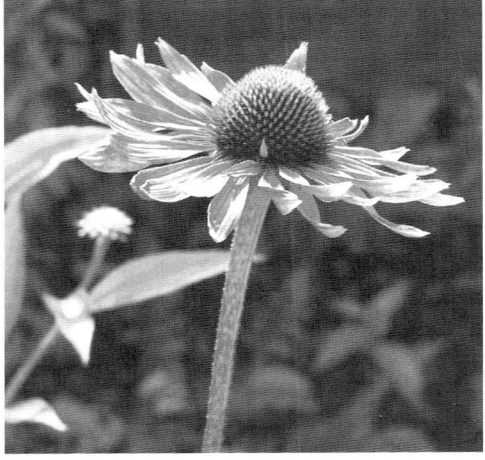

Lo ideal sería poder aplicarla directamente, sin rebajarla ni mezclarla con aceite de ninguna clase, el motivo es el siguiente: la vibración de la esencia ha de ser lo más pura y directa posible, ya que es una ayuda importante en el desbloqueo energético que vamos a realizar. Sin embargo, puede resultar, como aceite esencial, demasiado intensa, tanto en su aroma como en su composición química. De ahí el hecho importante de elegir aceites esenciales puros, ecológicos, sin aditivos químicos ni colorantes que puedan provocar un efecto nocivo sobre la piel del paciente. Escogeremos, por tanto, una marca comercial profesional que nos garantice que es ecológica, natural, elaborada por métodos de destilación directa de las flores elegidas. Si son naturales, su aroma será lo suficientemente intenso como para poder mezclarlo con aceite de almendras dulces con el que realizaremos los pases de masaje en cada sesión.

Cada terapeuta deberá investigar diferentes marcas de esencias florales y/o frutales, con el fin de encontrar aquellas que sean la más apropiadas, ya que algunas marcas, aun siendo ecológicas y de elaboración artesanal, difieren por la intensidad de olor (más dulzonas, más potentes); lo ideal será encontrar una marca de aceites esenciales de composición completamente natural y que contenga la menor cantidad de alcohol posible, a fin de que no perjudique a la piel ni cause problemas de alergia o rechazo por exceso de sensibilización cutánea al conservante o colorante. Evidentemente, este tipo de aceites aromaterapéuticos naturales son más caros que los industriales, elaborados con aromas sintéticos y procesados químicamente. Pero también es cierto que la inversión será mínima, pues las esencias de calidad poseen un aroma tan intenso y concentrado que obtendremos amplio rendimiento.

Todos los productos que utilicemos al aplicar el Masaje Atlante han de ser impecables, como nuestra actitud y disposición.

Las esencias* florales/frutales sugeridas para cada una de las 7 sesiones del nivel 1 son:

- Primera zona: espalda (frecuencia vibracional violeta): lavanda, espliego, violeta, mora, etc. (Personalmente prefiero para la sesión de la espalda el aceite esencial de espliego, por su extraordinaria cualidad aromaterapéutica.)
- Segunda zona: zonas posteriores de piernas (frecuencia vibracional blanca): loto blanco, azahar, limón, etc. (Personalmente prefiero para la sesión de la zona posterior de las piernas el aceite esencial de limón, por sus resultados drenantes y purificadores maravillosos, además de por ser una de las fragancias de aromaterapia más poderosas y efectivas.)
- Tercera zona: zona anterior de las piernas (frecuencia vibracional rosada y/o anaranjada): mandarina, naranja, rosa. (Personalmente utilizo para la tercera sesión, la de las piernas por delante, el aceite esencia de rosas en pacientes femeninas y el aceite esencial de naranja en adolescentes y pacientes masculinos. Ambos aceites esenciales son muy valiosos en aromaterapia por su capacidad medicinal, sanadora, desbloqueadora.)
- Cuarta zona: vientre/abdomen (frecuencia vibracional rosada/roja): loto rosa, rosa roja, geranio rojo. (Personalmente la utilizo para la cuarta sesión, la zona del vientre, abdomen, caderas, el aceite esencial de geranio, porque a nivel de aromatera-

---

* Como verás, hay más de una esencia sugerida para cada zona, para que elijas entre varias opciones según tu preferencia, ya que lo importante es la frecuencia vibratoria derivada de la flor/fruta natural con la que está elaborada la esencia: que sea de la misma gama frecuencial y de la finalidad idónea para el desbloqueo energético de la zona del cuerpo que vamos a tratar en cada sesión.

pia obtengo unos resultados maravillosamente drenantes y relajantes en todos los pacientes.)

- QUINTA ZONA: BRAZOS, MANOS, ESTERNÓN, CLAVÍCULAS, PECHO (frecuencia vibracional roja) clavo, clavel rojo, geranio rojo, fresa, rosa roja. (Personalmente utilizo el aceite esencial de clavel rojo por sus efectos energéticos de apertura y porque a nivel de aromaterapia es una fragancia medicinal extraordinariamente renovadora.)
- SEXTA ZONA: CARA, CRÁNEO, CUELLO, NUCA (frecuencia vibracional dorada/rosada): rosa rosa, caléndula, miel. (Personalmente trabajo la zona de la sexta sesión con el aceite esencial de rosas rosadas, por su poder terapéutico reparador y favorecedor del pensamiento positivo y la belleza.)
- SÉPTIMA ZONA: PIES (frecuencia vibracional solar). Aceites esencial de plantas silvestres solares: salvia, tomillo, romero, sándalo. (Personalmente trabajo la última sesión, la de los pies, con aceite esencial de salvia, por sus propiedades terapéuticas tan idóneas para esta zona del cuerpo.)

La proporción de aceite esencial y aceite de almendras dulces para realizar el masaje en cada sesión será intuitiva y dependerá de la extensión de la zona del cuerpo a tratar, así como de su extensión, ya que cada tipo de piel posee un nivel de absorción diferente y cada paciente posee una morfología distinta que hará que empleemos más o menos cantidad tanto de aceite de almendras dulces como de aceite esencial aromaterapéutico.

LOS MINERALES

Los minerales que se necesitan para cada una de las 7 sesiones del nivel 1 de Masaje Atlante son 7 diferentes. (Sus cualidades cristaloterapéuticas las veremos detalladamente en el Capítulo II de esta segunda parte del libro, que incluirá sus fotos correspondientes para un sencillo reconocimiento visual.)

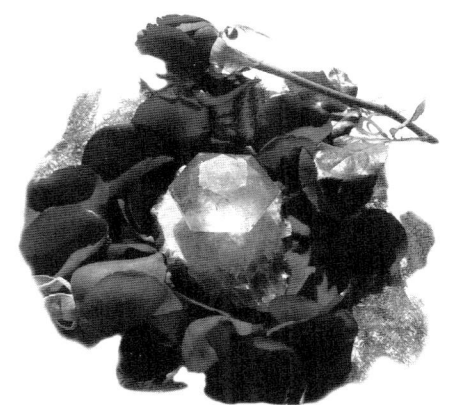

Estos 7 minerales son:

- PRIMERA SESIÓN: (espalda): amatistas.
- SEGUNDA SESIÓN: (piernas zona posterior): ágatas de corte.
- TERCERA SESIÓN: (piernas zona anterior): cantos rodados de cuarzo rosa.
- CUARTA SESIÓN: (la zona del vientre/abdomen): cantos rodados de ágata cornalina.
- QUINTA SESIÓN: (la zona de pecho y brazos): minerales verdes (cantos rodados de cuarzo verde, malaquita, esmeralda, jade verde, etc.).

- Sexta sesión: (la zona de cara/cráneo): minerales azul índigo (lapislázuli, sodalita, indigolita, azurita, etc.).
- Séptima y última sesión: (la zona pies): minerales negros (turmalina negra, ónix negro, obsidiana, etc.).

La sesión de imposición de cristales sobre la zona del cuerpo del paciente en cada sesión siempre se efectuará al final de la misma. De hecho, son los últimos 15/20 minutos de sesión y constituye el broche o sellado energético de la terapia realizada. En este sentido, la frecuencia vibracional constante y equilibrada que emiten los minerales adecuados para cada una de las sesiones proporcionará, a nivel energético, la resonancia equilibradora para que el paciente se sienta vitalizado a la vez que relajado cuando se disponga a incorporarse después de la sesión recibida. Además, los positivos efectos de la terapia realizada se arraigará con mayor eficacia debido precisamente al efecto que la resonancia de los cristales de sanación ha tenido en el campo bioenergético (chacras y aura) del paciente.

Después de cada sesión se le entregará al paciente uno de los minerales con los que hemos realizado la sesión, para que interactúe con él en su domicilio como parte de la «tarea para casa» que le daremos de 5 a 10 minutos sobre la zona de su corazón para que resuene con la vibración de su latido; tendrá que situarlo y le aporte su particular y positiva resonancia.

OTRAS SUGERENCIAS PARA REALIZAR EXITOSAMENTE LAS SESIONES DEL NIVEL 1

El reino vegetal: las plantas

Las plantas ejercen un beneficioso y terapéutico efecto, al ser auténticas baterías de energía saludable: oxigenan el ambiente, renuevan la energía, embellecen la estancia y ener-

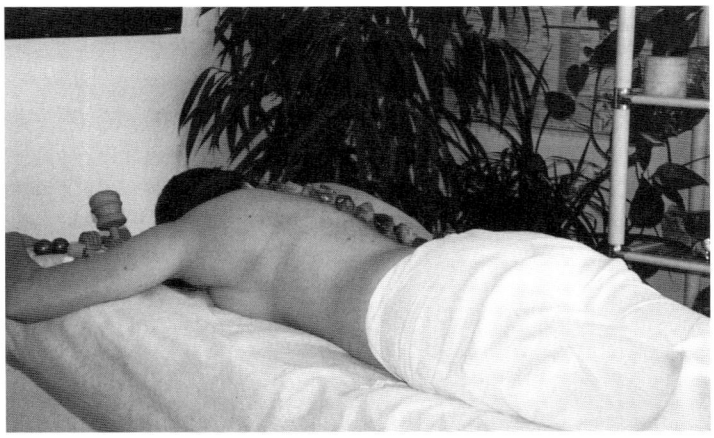

géticamente representan el verde de la verdad, de la sanación. Pero sobre todo, a nivel energético lo que nos aportan es su valiosa ayuda dévica: (sí, por muy estrambótico que pueda parecerte esta idea, no lo es; no es una idea, es un hecho). El *deva* de cada planta colabora desde su nivel de realidad —la consciencia del Reino vegetal— en la sesión de atención al paciente que estamos realizando.

Sí, cada planta posee un campo morfogénico único que la identifica con una particular pertenencia a una especie determinada. Pero además, cada planta posee su propia entidad dévica (algo así como su particular ángel *de la guarda*), que es quien orquesta su crecimiento, vitalidad e incluso su aspecto, organizando sus ciclos vitales, átomos, moléculas, etc. En Oriente, al espíritu que anima a un árbol, a una planta, se le llama *deva*, que quiere decir 'ser luminoso'. Y si te cuento todo esto con tanta convicción es porque te puedo asegurar que es así gracias a la formación en visión aural en la que me capacité hace años, en las practicas de este curso impartido por el doctor en Medicina Cristian Salado (y que te recomiendo encarecidamente por sus innumerables beneficios tanto a nivel personal como profesional).

Cuando ves con los ojos abiertos el campo áurico de una planta, te sobrecoge la maravillosa luz que estos seres del reino vegetal con los que compartimos esta realidad son capaces de emitir. Sobre todo nuestras plantas. Sobre todo si las tenemos y tratamos en consideración como lo que son: seres vivos sintientes, animados por energías conscientes de sí mismas. A las plantas les encanta ayudarnos. Literalmente, limpian nuestra aura. Estar cerca de su campo áurico nos aporta calma y paz porque emiten una especial frecuencia relajante.

¿Todas las plantas? Todas las plantas por las que sientas una personal y especial empatía. Seguramente ya tendrás alguna o más de una especie de tu preferencia. Y si no es así aún, observa a nivel visual e intuitivo y siente con cuál o cuáles resuenas mejor, cuál o cuáles te atraen especialmente.

Y llévalas a tu casa, a tu espacio de trabajo, a tu consulta. Ya verás qué resultados tan espectaculares. Si prestas atención, claro. Porque si solo las tienes para rellenar espacios, para decorar o porque queda elegante, no será suficiente. Las plantas necesitan algo más que agua, cambiarles el tiesto de vez en cuando y ponerles abono ocasionalmente. Las plantas necesitan que les hable quien las cuida cuando les da agua al regarlas. Además, les encanta la música. Si puedes ver su aura, sabrás que lo que te estoy diciendo es totalmente cierto: al hablar con ellas, susurrarles o cantarles, su aura se magnifica, se expande. Y, si tuviéramos a mano un sensor electrónico para medir su longitud de onda, veríamos que vibran de manera alegre, manifestando su contento.

En las sesiones del Masaje Atlante será muy conveniente que estén presentes en tu consulta algunas plantas. Las que tú quieras, ya sean grandes o pequeñas. Idealmente, la propuesta es que tengas 7. No es por capricho. Es por la analogía que se repite a lo largo de esta técnica sobre el 7.

Idealmente, es recomendable que estas 7 plantas sean de tamaño grande, dependiendo de las dimensiones del lugar donde se ubique tu consulta, ya sea espaciosa o no. Se pueden utilizar bonsáis, lo que no resulta aconsejable son los cactus (a menos que sean tus preferidas, lo cual será indicativo de que tienes una conexión especial con este tipo de plantas, muy particulares y especializadas en drenar energía negativa del ambiente); son más eficaces para este tipo de movimiento energético —el drenaje que se deriva de cada sesión de terapia— las plantas de muchas hojas, como las hiedras, los ficus, los potos…, de hojas verdes y resistentes. Mientras que las plantas carnosas tipo cactus están más indicadas a la hora de recoger emisiones de energías de longitud de onda corta, como las de los ordenadores, ruters, wifi, teléfonos móviles, etc, que nos perjudican a los seres humanos y no a ellas.

El aloe vera es una excepción y conozco a terapeutas de Masaje Atlante que realizan esta actividad con la presencia de 7 aloes vera. Su energía, al igual que la de las demás plantas denominadas de poder, es sumamente potente y positiva.

Si el espacio físico donde tenemos ubicada la camilla, la consulta, es de reducidas dimensiones, podremos tener las 7 plantas más pequeñas, aunque lo importante no es su tamaño, ni siquiera su forma, sino su *deva,* como te decía anteriormente. En este sentido, es importante saber cómo y qué nos aporta energéticamente cada planta en los tratamientos de Masaje Atlante.

No importa que sepamos comunicarnos con el *deva* de cada planta (aunque esto sería lo ideal) para saber elegir qué especies serán las idóneas para tener en nuestro trabajo; nuestra intuición nos guiará a las más adecuadas y no es conveniente escatimar en su precio, ya que la inversión siempre habrá valido la pena.

MÁS SUGERENCIAS PARA LAS SESIONES DEL NIVEL 1

Vela e incienso

En la sesión de Masaje Atlante se puede encender un incienso del aroma afín a la sesión que vayamos a realizar, así como una vela del color apropiado al tratamiento. Sin embargo, ten en cuenta que la finalidad de la aromaterapia —que el paciente respire una determinada frecuencia olfativa durante el tiempo de aplicación del masaje— ya cumple su cometido y que si, además, prendes un incienso, puede ser excesivo.

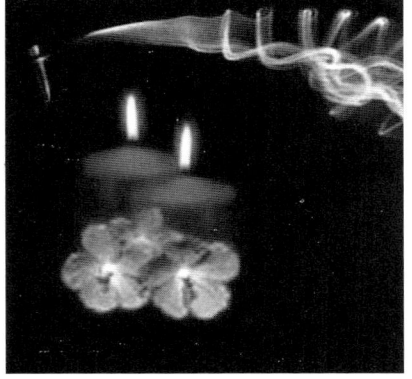

Respecto a la vela, hay terapeutas que siempre tienen en sus consultas una vela prendida por ser emblemática del elemento fuego, que aporta la energía de luz y consciencia. Y también hay terapeutas que no son partidarios de tener en la consulta velas encendidas por diversos y variados motivos personales.

El empleo de la vela como del incienso estará en función de tu preferencia y decisión personal.

Indumentaria

Tanto paciente como terapeuta deberán llevar una indumentaria preferentemente de color blanco y ambos estarán descalzos: el paciente por comodidad y el terapeuta para conseguir un mayor drenaje y arraigo al realizar la terapia.

La longitud de onda o vibración que emite el color blanco, incluida la indumentaria, es neutra. Es por este motivo, el de dar un servicio con compasión y desapego, por el que la mayoría de terapeutas, sobre todo holísticos, preferimos vestir con indumentaria blanca en la atención a nuestros pacientes.

Para la sesión de masaje dispondremos de sendas toallas blancas para poder cubrir el cuerpo del paciente cómodamente, ya que, cuando una persona se tumba para recibir terapia y se relaja, las constantes vitales bajan, el ritmo cardiaco desciende y por tanto la temperatura corporal también; por este motivo taparemos el cuerpo del paciente dejando al descubierto la zona del cuerpo que vamos a tratar.

Tanto terapeuta como paciente deberán desprenderse de todo objeto metálico (reloj, anillos, collares, pendientes, etc.), así como de toda prenda de vestir que les incomode o apriete. El paciente podrá tener su cuerpo tapado excepto la zona que hay que tratar en cada sesión.

Postura corporal

Aunque los pases y los movimientos de masaje de cada sesión del nivel 1 no implican la aplicación de fuerza, puede ocurrir que, si no tienes demasiada experiencia como masajista, sin darte cuenta adoptes posturas contraproducentes para tu cuerpo —principalmente para tu espalda, hombros, muñecas y zona lumbar— que después pueden causarte molestias. Para evitarlo, desde el principio de la sesión trata de prestar atención a tu postura: la espalda ha de estar recta, los hombros relajados, las piernas distendidas, los pies bien apoyados en el suelo, con firmeza. Y la fuerza del movimiento de las manos debes realizarla balanceándote suavemente hacia delante y atrás, para que sea el peso de tu propio cuerpo quien ejerza la fuerza requerida sin que tenses ninguna parte del mismo.

La presión (en el caso de sentir que se debe aplicar) se ejercerá mediante balanceos de las piernas, permitiendo así que sean el ritmo y la fuerza del propio cuerpo quienes ejerzan la fuerza-presión-ritmo del pase.

La intención es que cuando hayan pasado los 45 minutos del masaje te encuentres bien, vital, sin ningún tipo de agotamiento. Además, recuerda que por mucha energía negativa que pudieras drenar de un paciente en una sesión, tú estás ejerciendo de canal, de catalizador, la energía caótica, desarmónica, incluso negativa, pasará a través de ti e irá hacia el suelo, hacia la madre Tierra, que es quien se encarga de reciclar toda energía negativa o desequilibrada derivada de una terapia, como si fuera placenta. Y así es más allá de la analogía: toda terapia implica un drenaje, una transmutación, una permuta; la energía obsoleta sale del entramado áurico del paciente, sus cuerpos energéticos reciben la posibilidad de una renovación —la terapia en sí— y toda la energía desarmónica es sustituida por energía de sanación, de equilibrio, de luz.

Protección y seguridad

En la mayoría de cursos presenciales de Masaje Atlante, casi siempre hay alguna persona a la que le preocupa el hecho, la posibilidad de que puedan adherírsele energías negativas que en ocasiones notan, sienten o incluso ven que trae un paciente. Y me preguntan cómo protegerse de tales cuestiones.

En primer lugar, seas terapeuta o abogado, funcionario, enfermera, taxista, médico alópata, estudiante, fontanero o arquitecto, a diario, en tus interactuaciones con conocidos, desconocidos, lugares, acontecimientos y experiencias, te relacionas con un motón de energías, y no todas neutras o beneficiosas; algunas son auténticas vibraciones devastadoras, de origen mecánico, tecnológico, emocional, sentimental, telúrico o mental que te rodean permanentemente. La ciencia dice que solo percibimos a nivel sensorial físico un 3 por ciento de todo lo que realmente existe. Esto quiere decir que solo vemos el 3 por ciento de lo que realmente se puede ver, que solo escuchamos el 3 por ciento de lo que el cerebro puede captar en realidad. Las energías no se ven a simple vista. Pero se pueden notar y sentir, percibir de muy variadas maneras. Y las personas sensibles a ellas las notan. La mayoría de personas solo podemos percibirlas con la intuición, a menos que seamos videntes.

Si tienes tendencia a «cargarte» en determinados momentos, bajo determinadas situaciones, lugares o con algunas personas, puede deberse a varios motivos. Tu «efecto esponja» puede ser resultado de que no tienes circulando por tu organismo la suficiente energía vital. Esto puede ser debido a una alimentación poco nutritiva. Asimismo, a que te falta electricidad en tus órganos: la electricidad la aporta principalmente el agua que bebemos cada día; si no bebes a diario una cantidad suficiente de agua, no habrá suficientes electrolitos en tu cuerpo, necesarios para el metabolismo celular de cada uno de tus órganos internos. También puede deberse a que descansas mal por no estar tu cama orientada hacia el Norte o hacia el Oeste, que es como realmente nuestro cuerpo descansa permitiendo que las horas de sueño cumplan su cometido: reparar nuestro organismo. Muchas pueden ser las razones de que sientas que algo o alguien, con frecuencia, vampiriza tu energía.

Y, además de todo lo dicho, puede ser que de manera consciente o inconsciente tengas dudas, miedos y temores. Y supersticiones.

Si piensas o sientes que al dar una terapia puedes quedarte con algo negativo de tu paciente, aquí tienes una solución: no te dediques a atender pacientes.

Sin embargo, si estás convencido de que al dar terapia jamás estás a solas, sino que te encuentras permanentemente apoyado por una legión de seres de luz, y que trabajas con y a través de la compasión y el desapego, jamás se te acoplará ninguna energía negativa de ningún paciente.

Solo el miedo, la duda, la ignorancia o la superstición permiten que te quedes con algo que no te pertenece. Sencillamente, porque la vibración de un terapeuta, de un buen terapeuta, es elevadísima.

No es que un terapeuta sea mejor que un paciente. No. Lo que diferencia a un terapeuta holístico de un paciente es que aquela tiene más herramientas para mantener su energía vital en estado óptimo.

Un terapeuta sabe que su energía es sagrada. Y como todo lo sagrado, debe estar protegido. Por respeto a uno mismo, no por miedo ni por superstición. Un terapeuta empieza el día, cada día de su vida, tenga que dar terapia o no, realizando ejercicios energéticos que le mantienen en un estado emocional, sentimental, mental y físico equilibrado, armonizado.

Un terapeuta sabe que ha de responsabilizarse de cada una de sus decisiones. Y asume que no es perfecto.

Pero sí impecable.

Y conoce sus posibles limitaciones. Y por eso pide ayuda, protección y guía. Sabe cómo rodearse de energías de elevada vibración. Sabe cómo y a quien derivar toda energía desarmónica con la que tiene que lidiar cada día. Y por eso invoca a su equipo de ayuda; ya sean sus guías, su ángel guardián, los seres de luz en quienes cree, confía e invoca. Y, además, trata de acecharse lo suficiente para saber en qué momento tiene que aplicar el sentido común y el sentido de la proporción. Sabe que es valiente y humilde. Y sabe que jamás está solo. Sabe que es un ser humano con limitaciones, no un superhéroe.

Y, además, un terapeuta recuerda con frecuencia cuál es tu oficio, sagrado oficio: un terapeuta (término esenio que significa «aquel que ayuda a su prójimo a recuperar la salud con sus manos») es un canal de energías poderosas de equilibrio y amor restaurador, un partero que ayuda a cada persona que pasa por sus manos a que tenga la posibilidad de iniciar una nueva partida —en su vida—. Toda terapeuta es una matrona que ayuda a cada uno de sus pacientes un poquito —o un mucho— a salir de una posible *matrix* confusa, dolorosa.

Ese es tu oficio.

Y el mío.

Prepara tu energía cada día con las herramientas vibracionales que sepas que te armonizan y fortalecen en todos los sentidos.

Pide ayuda, orientación, luz y protección cada día.

Confía, sé impecable, compasivo, cumple tu misión de vida con desapego y humildad, y nada habrá que temer. Tu equipo, desde los planos luminosos, siempre estará contigo. Cuida tu cuerpo, tus pensamientos, tus sentimientos, tus emociones y tus relaciones. Asume cada una de tus decisiones; trata de que siempre haya acuerdo entre tu mente y tu corazón. Así, serás un excelente terapeuta, de la técnica del Masaje Atlante y de cualquier otra técnica en la que te especialices.

INICIO DE LA SESIÓN

Para iniciar cada sesión del nivel 1, una vez que el paciente ya está acomodado en la camilla, y también para finalizarla, antes de que el paciente se incorpore de la camilla, puedes realizar unos cuantos y suaves sonidos con un cuenco tibetano o con el agradable y relajante sonido del «palo de agua», o bien con la ayuda de algún diapasón que emita los armónicos de chacras. Este pase de sonido contribuirá a que se dé una mayor relajación y apertura energético-áurica, marcando el inicio de la sesión. A continuación, el paciente sabrá que vas a entregarte a la terapia y que ya no hablarás hasta finalizarla excepto si tienes que darle alguna indicación o hacerle alguna pregunta puntual.

TIEMPO DE DURACIÓN DE LA SESIÓN

Cada una de las 7 sesiones del nivel 1 debe durar 2 horas aproximadamente, distribuidas de la siguiente manera:

- 20 minutos de charla introductoria mientras recibes al paciente antes de que se acomode en la camilla.
- 45 minutos de masaje manual en la zona del cuerpo correspondiente a la sesión.
- 2 a 5 minutos de pases con el masajeador de madera.
- 20 minutos de sesión cristaloterapéutica de los minerales de sanación correspondientes a la sesión.
- 20 minutos de charla final donde se le explica al paciente el trabajo para casa que debe realizar en cada uno de los 7 días que deben transcurrir hasta la siguiente sesión.

Te recomiendo que todo el material necesario para la sesión lo tengas preparado antes de iniciarla. De esta manera tu trabajo te resultará fácil, cómodo, distendido y placentero.

CAPÍTULO II

Cualidades de los minerales empleados en cada sesión

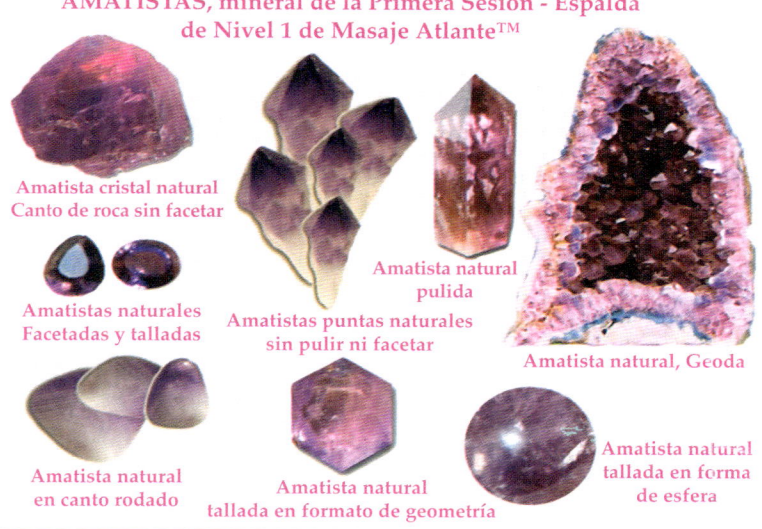

AMATISTAS, mineral de la Primera Sesión - Espalda de Nivel 1 de Masaje Atlante™

Amatista cristal natural Canto de roca sin facetar

Amatistas naturales Facetadas y talladas

Amatistas puntas naturales sin pulir ni facetar

Amatista natural pulida

Amatista natural, Geoda

Amatista natural en canto rodado

Amatista natural tallada en formato de geometría

Amatista natural tallada en forma de esfera

AMATISTAS: MINERALES DE LA PRIMERA SESIÓN

La *amatista* es un cuarzo cuya gama cromática va del lila tenue al violeta profundo. Su composición química es: cuarzo, anhídrido silícico, hierro, cromo y magnesio SiO_2. Las amatistas llegan a nuestras manos principalmente procedentes de Brasil, Uruguay, Madagascar, EE. UU., India, Rusia o Australia. Es un mineral duro: 7 en la escala de Mohs.

ETIMOLOGÍA: El nombre deriva del griego *amethyistos*, que quiere decir «no embriagador», y se utilizaba para paliar el efecto del alcohol y evitar las resacas.

Cuenta la leyenda griega que había una bellísima ninfa a la que el dios del vino, Dionisio, quería violentar. Cuando la ninfa pidió ayuda a la diosa Artemisa, esta la transformó en un bellísimo mineral: la amatista de color violeta (de donde viene la palabra «violación»… que no pudo consumar este dios).

Propiedades energéticas de la amatista

Las propiedades energéticas de la amatista son numerosas y variadas: ejerce una vibración protectora a nivel áurico y sobre todo a nivel de pensamientos propios negativos o limitadores, ya que emite una energía de transmutación capaz de ir recalificando progresivamente los propios pensamientos (este es uno de los motivos por el que se considera a la amatista como una piedra iniciática en la mayoría de las tradiciones de todos los tiempos).

Cuando interactuamos con la energía de la amatista, llevándola en la indumentaria diaria como colgante, anillo, pendientes, y utilizándola como cristal de compañía, para meditar, relajarnos, para colocar debajo de la almohada, etc, aumenta el nivel de consciencia, ya que amplifica las cualidades del hemisferio derecho.

- Eleva la mente a los estados más altos de conciencia y potencia la espiritualidad.
- Es una piedra de superación y renovación.
- Aporta paz interior, equilibrando los chacras entre sí.
- Protege, porque transmuta lo negativo.
- Es un cristal lunar y su analogía se relaciona con el lado femenino de la creación. Su arquetipo es la Gran Madre, el aspecto femenino del universo. La intuición es una cualidad Yin o femenina que todos poseemos independientemente de nuestro sexo.
- La amatista potencia la realización de la mujer y equilibra la polaridad en el hombre.
- Da serenidad y confianza de carácter.
- Es el mejor cristal que podemos utilizar para la meditación.
- La amatista es la compañera ideal para personas independientes, confiadas, que trabajan al servicio del prójimo, por eso se dice que las amatistas son las piedras de los sanadores.

La energía de la amatista es femenina, cálida, fuerte y poderosa, y esta vibración va incorporándose poco a poco a la persona que está en contacto asiduo con ella.

A nivel ornamental, tener piezas de amatista favorece la limpieza de toda posible energía parasitaria que pudiera haber en el lugar donde la situemos, ejerciendo una frecuencia transmutadora tan elevada que literalmente anula cualquier energía negativa. Leonardo da Vinci escribió de la amatista que tenía la propiedad de alejar los pensamientos oscuros e incrementar las cualidades de la mente.

Está indicada (llevándola en permanente contacto con la piel, en forma de colgante, por ejemplo) en casos de depresión, pensamientos obsesivos, maniacos o paranoides.

A nivel físico, alivia cualquier dolor, muscular, de cabeza, las enfermedades nerviosas, posoperatorios, el embarazo, la maternidad, las disfunciones menstruales, etc., para lo cual se recomienda disponer de 9 amatistas que se colocarán periódicamente sobre cada chacra, y una en cada mano, 10 minutos diarios, en estado de relajación, hasta encontrar mejoría.

Peculiaridades energéticas de la amatista

La amatista posee cualidades *griálicas*, es decir, que su vibración permite alquimizar, reparar y sanar muchas heridas profundas de otras vidas, así como traumas de la actual. Su vibración es totalmente transformadora, alquimizadora porque lleva a la comprensión de las heridas del alma y a su liberación.

Antiguamente se llevaba sobre el cuerpo físico o permanecía en contacto con el mismo como talismán para atraer la buena suerte.

Si hay una palabra que define la influencia de la amatista es: consciencia.

Cómo cuidar, limpiar y recargar nuestras amatistas

Debemos tratar las amatistas con sumo respeto y amor, es una de las piedras más sagradas. Las amatistas necesitan mucha limpieza, agua, luz y claridad del sol no directo (nunca expondremos nuestras amatistas al contacto directo de los rayos solares, puesto que por su composición química perderían su natural coloración violeta), el latido de nuestro corazón y el aliento.

Al ser un mineral tan duro, podemos limpiarlas sumergiéndolas en agua a la que habremos añadido un poco de sal.

Para su recarga energética les daremos periódicamente un baño de latido de corazón sosteniéndolas durante unos minutos sobre nuestro pecho[1].

Dadas las cualidades de la energía de vibración lenta —pesares, dolor de espalda, sensación de cargar con peso excesivo del pasado, etc.— que se encuentran en la zona de la espalda, en la primera sesión del Masaje Atlante nivel 1 realizaremos la imposición de cristaloterapia exclusivamente con sendos cuarzos amatistas, preferentemente de puntas naturales —sin facetar ni pulir—, tal y como muestra la fotografía; situándolas a lo largo de la columna vertebral del paciente, desde el coxis hasta la nuca. Las dejaremos durante 20 minutos.

Las amatistas podemos adquirirlas en comercios especializados, eligiendo entre sus variedades:

- **Amatista natural, canto rodado, sin facetar:** físicamente son trozos de roca de cuarzo amatista que no han sido ni pulidos ni facetados, poseen una fuerza, belleza y color

---

[1] De mi libro de cristaloterapia, publicado por esta misma editorial: *Cristales de sanación* (Edaf, Madrid, 2014). Más información sobre las cualidades de la amatista, en el apartado «Cuarzo amatista».

extraordinarios. Sin embargo, para la aplicación en la sesión de Masaje Atlante sobre la piel, pueden resultar poco recomendables porque poseen aristas[2].

- **Amatista natural facetadas y tallada:** poseen un extraordinario tono violáceo y precisamente por este motivo son elegidas para su talla en joyería y bisutería. Son el tipo de amatista idóneo para llevar como colgante, anillo, etc.

- **Amatista natural* en canto rodado:** se llama canto rodado a los trozos del mineral que han sido previamente partidos en piezas, y situados a continuación en un tambor vibratorio que permite que se vayan puliendo sus bordes por el roce continuo. De ahí el apelativo de canto rodado. Siguen conservando su potencial energético y poseen la ventaja de no tener aristas, por lo que podemos utilizarlos en la sesión de la espalda del nivel 1 del Masaje Atlante.

- **Amatista natural sin pulir ni facetar:** este tipo de amatistas son las más recomendadas para el tratamiento cristaloterapéutico de la espalda en la sesión de la espalda del nivel 1, por conservar intacta toda la fuerza de la Madre Tierra; no han pasado por ningún proceso de pulido ni talla.

- **Amatista natural tallada en formato de geometría:** se trata de amatistas talladas en facetas de geometría sagrada (Flor de la vida, Merkaba, Solidos platónicos, etc.). Sus cualidades son las propias del cuarzo amatista más las añadidas por su talla: la energía de forma que caracteriza vibracionalmente su talla en concreto. Suelen utilizarse como cristal de compañía, para meditar y/o situar sobre un chacra determinado.

- **Amatista natural pulida:** suelen ser piezas grandes y bellísimas que han sido pulidas para que de esta manera puedan mostrar más claramente su belleza interior. Se les talla la base para que puedan ser colocadas verticalmente. Este tipo de amatistas podremos situarlas a nivel ornamental en nuestra consulta; siempre serán un foco de emisión de vibración violeta de liberación / transmutación.

- **Amatista natural geoda:** podemos encontrar geodas de amatistas en diferentes tamaños, pero todas ellas tienen la misma forma y encanto: se trata de asociaciones de numerosos cristales de amatista ordenados como si de una cueva se tratara. Al

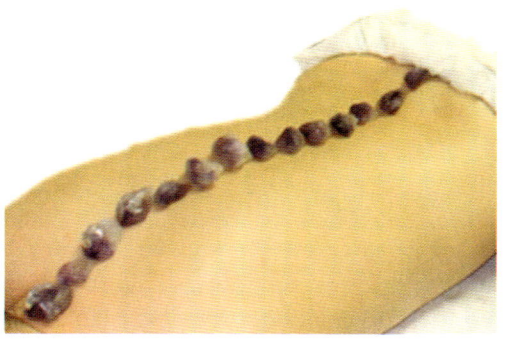

igual que en el caso anterior, las geodas de amatista nos benefician energéticamente al situarlas en lugares de nuestro espacio de trabajo o personales.

- **Amatista natural tallada en forma de esfera:** este tipo de talla permite que la energía protectora propia de la amatista nos beneficie armoniosamente al sostenerla entre nuestras manos en estado de relajación física y mental.

---

[2] La insistencia en que sean amatistas naturales es debido a que en la actualidad existen amatistas sintéticas. Por este motivo, recomiendo encarecidamente adquirir nuestros minerales solo en comercios especializados de nuestra absoluta confianza. *(N. de la Autora.)*

Conclusión: el mineral para la primera sesión del nivel 1, la de la espalda, es la amatista por sus cualidades drenantes, transmutadoras, desbloqueadoras y descodificadoras de toda posible carga energética de pesar y sufrimiento, para lo que elegiremos preferentemente pequeñas y medianas amatistas naturales sin facetar ni pulir, y también, cantos rodados de amatistas naturales.

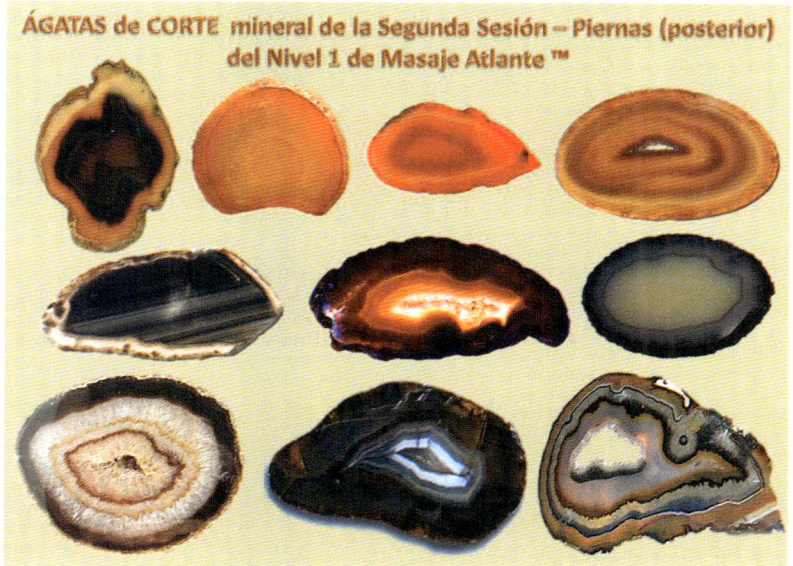

ÁGATAS DE CORTE: MINERAL CORRESPONDIENTE A LA SEGUNDA SESIÓN

Las *ágatas de corte* o *calcedonias* pertenecen a la familia de los cuarzos. Las podemos encontrar en comercios especializados talladas en el formato que presenta la fotografía superior (por lo que se le llaman «de corte»). Sin embargo, suelen teñirse en colores azulones y fucsia de manera artificial, aunque para su uso cristaloterapéuticos las adquiriremos en comercios especializados, asegurándonos de que son naturales, sin teñir, en sus gama de colores como verdoso, anaranjado, grises, marrón y sepia.

Las calcedonias o ágatas de corte proceden principalmente de Brasil, Uruguay, India, China, Islandia, Italia, Rumanía y Egipto.

Se trata de un mineral duro; 6,30 a 7 en la escala de Mohs.

Etimología: el nombre de *ágata* viene de un río de Italia que se llamaba antiguamente *Achates,* donde había gran cantidad de este mineral. Se le llama ágata *de corte* por estar cortada en láminas.

Propiedades energéticas de las ágatas de corte

La principal cualidad de las ágatas de corte es la de elevar la vibración energética de aquella parte del cuerpo donde se la sitúe.

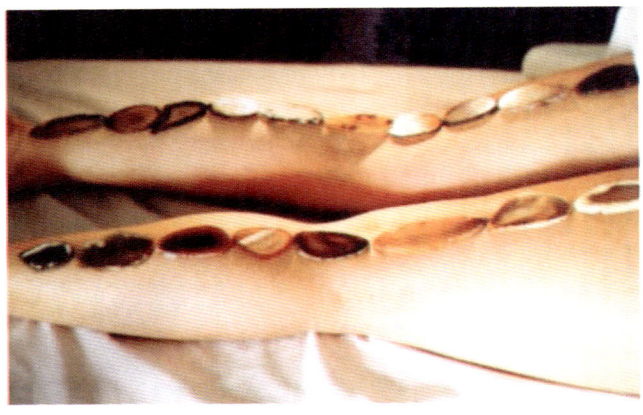

Utilizada como colgante sobre la zona del plexo solar, es un escudo protector contra la energía de envidia, celos, etc., ya que, además de la energía propia del cuarzo, emite una vibración muy especial por la forma de sus círculos concéntricos, que repelen cualquier energía negativa de celos o envidia.

El ágata de corte de color marrón dorada es especialmente eficaz para la prosperidad, ya que estimula la fuerza de voluntad para la consecución de los proyectos y metas personales.

El ágata de tonos marrones y verdosos es especialmente eficaz para mantener o restaurar la salud de las plantas; se puede añadir al agua de regar o bien disponer directamente sobre la tierra cerca del tallo o también pulverizando agua con unas gotas de su elixir sobre la planta. Se pueden distribuir varias piezas de ágata de corte por la superficie de la maceta.

Según el dibujo o figuras que formen sus círculos y líneas concéntricas, se le llama de diferentes maneras. Posee una acción calmante si se sitúa sobre la frente en caso de fiebre.

Su vibración energética evita la retención de líquidos si colocamos varias piezas a lo largo de ambas piernas de forma periódica (una o dos veces por semana).

Recomendada también en casos de alergias, sobre todo si están a nivel de la piel; se situarán sobre la zona del vientre en sesiones de 15/30 minutos (se tendrá precaución de lavarlas y purificarlas después de la sesión).

En terapia presencial resulta muy conveniente situar varias de estas ágatas sobre el vientre de una mujer embarazada, ya que el feto recibirá esta vibración tan elevada como una especie de bálsamo energético.

En alteraciones del sistema linfático, se sitúan piezas pequeñas de ágatas de corte de tonos anaranjados y marrones alrededor de la zona del ombligo.

Peculiaridades de las ágatas de corte

El ágata es una de las piedras más antiguas utilizadas por el hombre, la empleaban ya los babilonios y los caldeos. Los romanos la usaban para hacer broches (camafeos) y utensilios domésticos.

Cómo cuidar, limpiar y recargar nuestras ágatas de corte

Al pertenecer a la familia del cuarzo, los cortes de ágata se pueden limpiar y purificar sumergiéndolos en agua y sal. Al sumergirlas y manipularlas, tendremos sumo cuidado, ya que, aunque se trata de un mineral de gran dureza, dada su forma —cortada a laminas—, resulta muy frágil[3].

Conclusión: El mineral para la segunda sesión del Masaje Atlante nivel 1 es el ágata de corte; que situaremos en la zona central de las piernas varias piezas, formando una hilera tal y como muestra la fotografía.

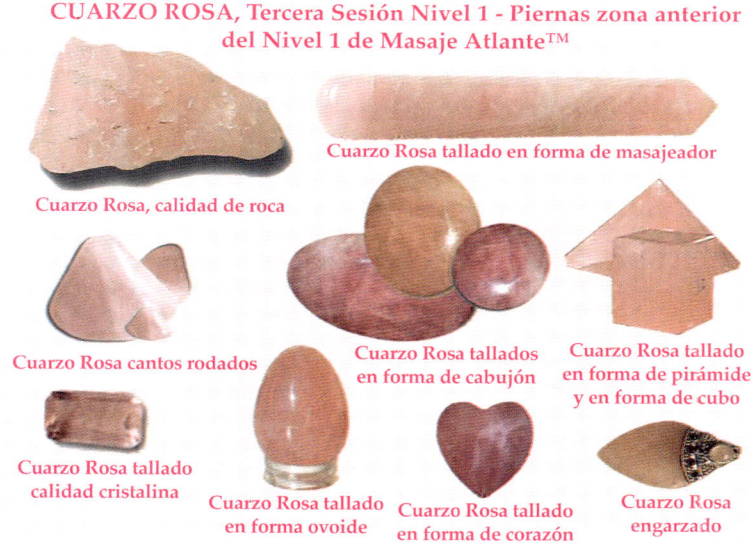

CUARZO ROSA, Tercera Sesión Nivel 1 - Piernas zona anterior del Nivel 1 de Masaje Atlante™

Cuarzo Rosa tallado en forma de masajeador

Cuarzo Rosa, calidad de roca

Cuarzo Rosa cantos rodados

Cuarzo Rosa tallados en forma de cabujón

Cuarzo Rosa tallado en forma de pirámide y en forma de cubo

Cuarzo Rosa tallado calidad cristalina

Cuarzo Rosa tallado en forma ovoide

Cuarzo Rosa tallado en forma de corazón

Cuarzo Rosa engarzado

CUARZO ROSA: MINERAL CORRESPONDIENTE A LA TERCERA SESIÓN

El cuarzo rosa es bióxido de silicio con inclusiones de manganeso. Tiene una dureza 7 en la escala de Mohs.

El cuarzo rosa procede principalmente de África y Brasil.

Etimología: se llama cuarzo rosa o rosado por la tonalidad de su color. También se conocía antiguamente por *rubí de Transilvania*.

---

[3] De mi libro de *Cristales de sanación, op. cit.* véase el capítulo sobre las cualidades de las ágatas de corte, en el apartado «Calcedonia, Ágata de corte».

Propiedades energéticas del cuarzo rosa

El *cuarzo rosa* —al igual que todos los cristales de sanación de gama cromática rosada— posee una energía receptiva, sedante y relajante (cuanto más tenue es el rosa más relajante resultará su vibración), por lo que resulta el mejor de los cuarzos para aliviar la tensión y relajar el cuerpo físico y la mente. Su energía es tan armónica que por eso se le llama la piedra del amor, la amistad y la armonía. Una de las palabras claves que definen la energía del cuarzo rosa es: consuelo.

Se relaciona el cuarzo rosa con la capacidad de manifestar amor y sobre todo de atraer amor hacia su portador. La vibración del cuarzo rosa armoniza el campo áurico, aporta calma, serenidad, sobre todo en aquellas situaciones en las que nos encontremos desequilibrados, nerviosos, preocupados, ansiosos, decepcionados, tristes, deprimidos, etc. Cuando el corazón está cerrado, el cuarzo rosa lo va abriendo lenta y suavemente, sanando heridas.

Interactuar con la energía del cuarzo rosa durante una larga temporada como cristal de compañía cicatriza las heridas del corazón, incluso si pertenecen a la infancia o a otras vidas. Allí donde pongamos cuarzo rosa habrá una influencia energética de armonía. A nivel físico, el cuarzo rosa es increíblemente beneficioso para las afecciones cardiacas y para la presión alta. Es muy aconsejable tener cuarzo rosa para cuando meditemos, ya que calma nuestro ritmo cerebral, aparta los pensamientos egoístas y nos permite conectar mejor con nuestro inconsciente, con los arquetipos y mensajes angélicos.

Peculiaridades del cuarzo rosa

El cuarzo rosa es una de las piedras más valoradas por los hindúes, sobre todo para el tratamiento de enfermedades de los huesos; ha de llevarse permanentemente encima o en contacto directo con la piel. Este mineral está considerado por la mayoría de las tradiciones espirituales como una de las piedras iniciáticas y sagradas.

Cómo cuidar, limpiar y recargar nuestros cuarzos

Al ser un cuarzo se puede limpiar y purificar con el método de agua y sal. Cuando la persona que lo lleva como colgante o lo utiliza para meditar está atravesando una etapa difícil en su vida, el cuarzo rosa puede llegar a perder casi por completo su natural tonalidad rosada. En estos casos, para su recuperación, se aconseja sumergirlo en agua mineral no gasificada a la que se añadirán unas gotas de aceite esencial de rosas y también algunos pétalos de color rosado. Se dejará sumergido durante 24 horas y después se masajeará suavemente con unas gotas de aceite de rosas. Si todavía no ha recuperado su brillo y tonalidad rosada, se dejará bajo una pirámide de papel o madera durante 7 días.

En los casos en los que se torna totalmente blanquecino, se enterrará durante tres días en la tierra de una maceta[4].

El cuarzo rosa podemos encontrarlo en comercios especializados en diferentes formas:

- **Cuarzo rosa calidad de roca:** es el estado más natural de un mineral, ya que prácticamente llega de la mina de origen a nuestras manos, conservando toda su fuerza por no haber estado sometido a ningún proceso de manipulación posterior. Sin embargo, para la aplicación en la tercera sesión del Masaje Atlante, en la parte delantera de las piernas, las piezas de cuarzo rosa calidad de roca pueden ser molestas por contener aristas y/o ser excesivamente toscas.
- **Cuarzo rosa tallado en forma de masajeador:** se trata de una pieza natural de cuarzo rosa tallado en forma especial para ser utilizado como masajeador.
- **Cuarzo rosa canto rodado:** se trata de piezas naturales de cuarzo rosado que han sido colocadas en un tambor vibracional durante horas y horas para que el roce de sus aristas logre un acabado tal y como llega a nuestras manos: pulido, suave y brillante. Este cuarzo rosado es el que más nos conviene para aplicarlo en la tercera sesión, formando una línea en la parte central de las piernas del paciente, tal y como muestra la fotografía.
- **Cuarzo rosa tallado en forma de cabujón:** se trata de piezas naturales de cuarzo rosado que han sido talladas en una forma conocida en joyería como talla cabujón. La ventaja de estas piezas de cuarzo rosado es que, al tener una de sus caras totalmente plana, podemos colocarlas sobre la zona de las piernas al realizar la imposición de cristaloterapia de la tercera sesión, sin riesgo de que puedan resbalarse fácilmente.

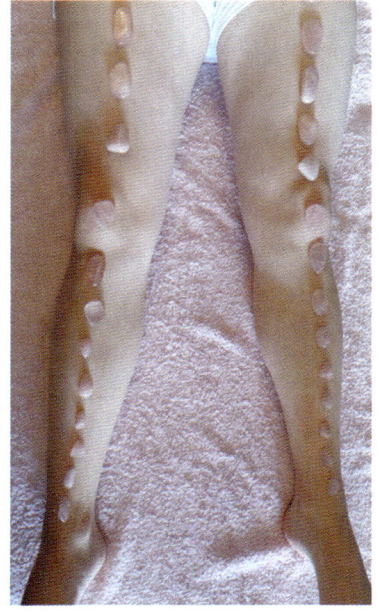

- **Cuarzo rosa tallado en forma de pirámide, cubo, esfera, huevo, corazón, etc.:** se trata de piezas elegidas por su color y/o transparencia entre cuarzos rosados, para su talla en diferentes formas; se emplean para ornamentación, como cristal personal, mineral de compañía, etc.
- **Cuarzo rosa tallado calidad cristalina:** el cuarzo rosado totalmente transparente, cristalino, es bellísimo y abunda en menor cantidad que el translucido, por eso suele destinarse a la talla en joyería y bisutería, para realizar preciosos colgantes, pendientes, anillos, etc.

---

[4] Algunos apuntes sobre el cuarzo rosa están extraídos de mi libro de cristaloterapia, publicado en esta misma editorial: *Cristales de sanación*. Más información sobre las cualidades del cuarzo rosa en el apartado «Cuarzo rosa», *op. cit.*

- **Cuarzo rosa engarzado:** el cuarzo rosado es uno de los minerales favoritos desde todos los tiempos para su talla y engarce, bien aislado o en combinación con otros minerales, montado en plata, oro, cobre y otros materiales, por ejemplo en trabajo de bisutería artesanal, ya que por su cualidad tan cálida visualmente, como por su energía admite preciosas y originales asociaciones.

Conclusión: el mineral para la tercera sesión del Masaje Atlante nivel 1, es el cuarzo rosa, idealmente en su forma de canto rodado; situaremos en la zona central de las piernas varias piezas, formando una hilera tal y como muestra la fotografía.

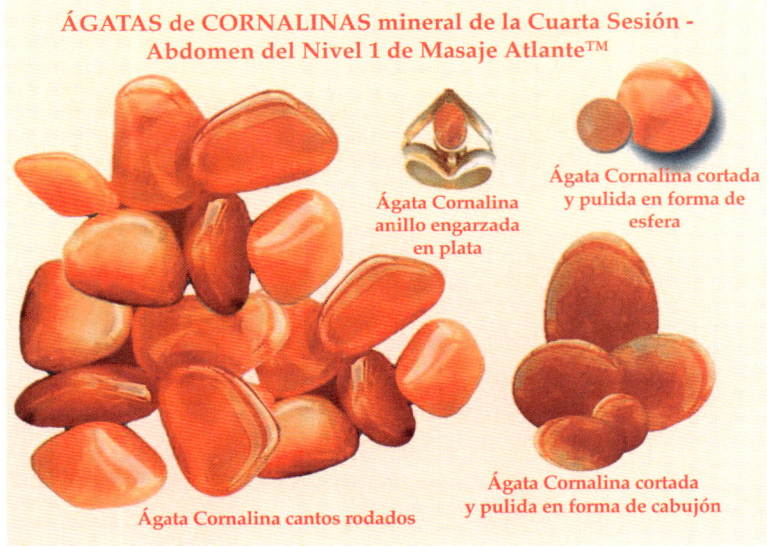

ÁGATAS de CORNALINAS mineral de la Cuarta Sesión - Abdomen del Nivel 1 de Masaje Atlante™

Ágata Cornalina anillo engarzada en plata

Ágata Cornalina cortada y pulida en forma de esfera

Ágata Cornalina cortada y pulida en forma de cabujón

Ágata Cornalina cantos rodados

ÁGATAS CORNALINAS: MINERALES CORRESPONDIENTES A LA CUARTA SESIÓN

El cuarzo que se conoce como ágata cornalina es una calcedonia de tonalidades anaranjadas que van desde el tono muy pálido —conocido como ágata carneola— al más intenso y brillante que incluso en ocasiones muestra zonas más anaranjado-rojizas.

Su color anaranjado se debe a la presencia de óxido de hierro, que según sea mayor o menor, hará que la cornalina sea más o menos anaranjada. Cuando en la composición de la cornalina hay mucho hierro, adquiere una tonalidad opaca y oscura que conocemos con el nombre de *sardo,* «calcedonia roja».

Al igual que todos los miembros de la familia del cuarzo, el ágata cornalina posee una gran dureza: 6,30 a 7 en la escala de Mohs.

Las ágatas cornalinas proceden principalmente de Brasil, Uruguay, India, China, Islandia, Italia, Rumanía y Egipto.

Etimología: El nombre de ágata cornalina se le dio antiguamente por relacionarla con el cuerno de la abundancia, que atrae la felicidad y la buena suerte.

Propiedades energéticas del ágata cornalina

Se dice del ágata cornalina que tiene las cualidades de atraer la prosperidad, el dinero y la buena, salud y de alejar a los envidiosos.

La energía de este vital cuarzo anaranjado lo define como un cristal purificador para el cuerpo físico; su vibración es material, terrenal, aunque también posee un brillo espiritual, una capacidad «muy cristalina». Energéticamente aporta alegría de vivir, entusiasmo y creatividad.

Su energía, en el plano físico, nos ayuda a equilibrar el nivel de adrenalina.

Se pueden aplicar piezas de ágata cornalina en cualquier imposición de cristales para ir limpiando el campo bioenergético —aura—, situando un mandala en forma de espiral (o bien en el sentido del trayecto del colon, es decir, formando un triángulo lineal transverso, descendente y ascendente) sobre la zona del vientre, ya que es sobre todo en esta parte donde suelen acumularse las energías de adicciones, miedos, apegos, dependencias, fobias, inseguridades, etc.

Interactuar con ágatas cornalinas y/o elegirlas como cristal personal o de compañía, o bien sostener una pieza mediana entre las manos en estado de relajación está muy recomendado en todos los casos en los que se ha perdido o debilitado el entusiasmo, la alegría y la confianza en la vida. Para personas que se sienten cansadas de vivir o desilusionadas con su propia existencia.

Peculiaridades del ágata cornalina

La cornalina es la piedra de la inspiración creativa; el color naranja tan luminoso de este cuarzo emite una vibración capaz de ayudar a desbloquear, fortalecer y equilibrar las facultades creativas. En este sentido, antiguamente era utilizada como amuleto inspirador. En la Edad Media se empleaba como talismán contra la epilepsia. Los romanos solían esculpir pequeños objetos ornamentales como ofrenda a sus dioses para conseguir abundancia. Hubo un tiempo en el que se realizaban anillos de ágata que usaban los campesinos en sus labores de labranza para obtener cosechas fructíferas. Los persas atribuían a las ágatas cornalinas un poder extraordinario para propiciar la facilidad de palabra.

Cómo cuidar, limpiar y recargar nuestras ágatas cornalinas

Al pertenecer a la familia del cuarzo, el ágata cornalina se puede limpiar y purificar sumergiéndola en agua y sal. La mejor forma de recargar su energía es enterrándola en la tierra durante dos o tres días para que recupere su brillo en el caso de que lo haya perdido*.

Podemos encontrar bellísimas piezas de ágata cornalina en comercios especializados en diferentes formas:

- **Ágata cornalina engarzada:** en forma de anillo, colgante, pendientes, etc., formando parte de nuestra indumentaria, nos aportará su cualidad vibracional revitalizadora y equilibradamente estimulante[5].
- **Ágata cornalina cortada y pulida en forma de esfera:** las ágatas cornalinas talladas en forma de esfera están especialmente indicadas a nivel ornamental en espacios de trabajo y personales para incrementar la energía vital, fomentar la alegría y distensión ambiental.
- **Ágata cornalina canto rodado:** las grandes rocas naturales de este cuarzo anaranjado se cortan rudimentariamente en trozos más pequeños y se depositan en tambores vibracionales donde el movimiento de roce constante permite que sus aristas se suavicen, la superficie se pula y vayan adquiriendo poco a poco su característico brillo propio. Este tipo de formato en canto rodado es el que más nos conviene para aplicarlo en la cuarta sesión de Masaje Atlante, sobre la zona del abdomen, a la altura del ombligo, formando una triángulo con varios cantos rodados, tal y como muestra la fotografía.
- **Ágata cornalina cortada y pulida en forma de cabujón:** se trata de piezas naturales que han sido talladas en una forma conocida en joyería como talla cabujón. La ventaja de utilizar cabujones medianos de ágata cornalina sobre la zona del vientre del paciente, es que se adaptan mejor a la morfología, a la piel, y facilitan la sesión de cristaloterapia en esta zona del cuerpo.

Conclusión: el mineral para la cuarta sesión del Masaje Atlante es el ágata cornalina en su forma de canto rodado o de cabujón, o bien una combinación de ambas; hay que disponer de bastantes, para poder configurar sobre la piel de la zona del abdomen del paciente un triángulo tal y como se aprecia en la imagen de la fotografía.

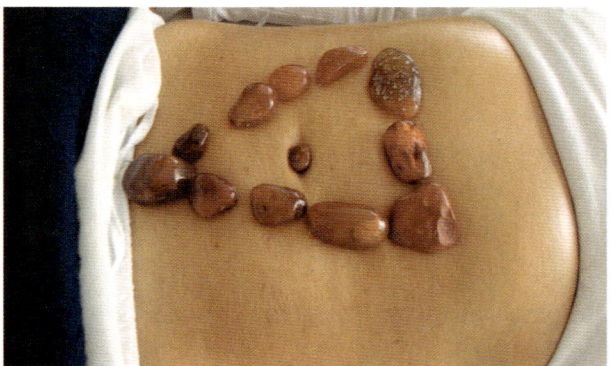

---

[5] Algunos apuntes sobre las calidades del ágata cornalina extraídas de mi libro de cristaloterapia, publicado en esta misma editorial: *Cristales de sanación, op. cit.*

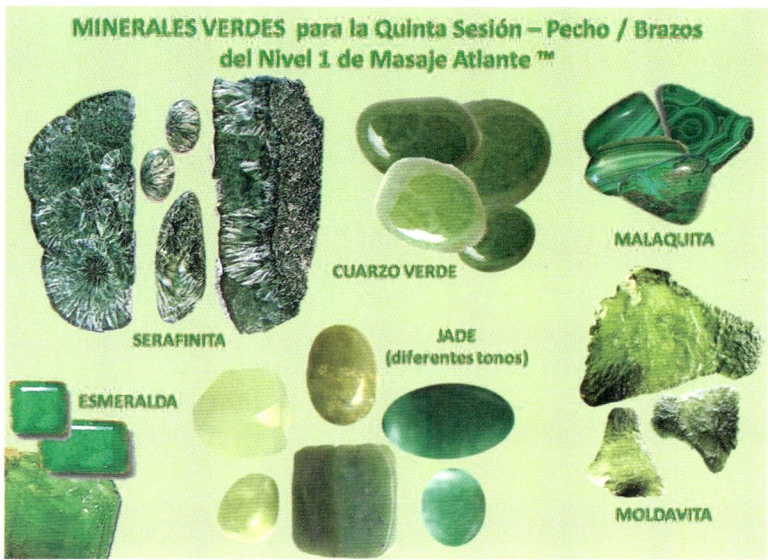

MINERALES VERDES CORRESPONDIENTES A LA QUINTA SESIÓN

Para la sesión de cristaloterapia correspondiente a la quinta sesión del nivel 1 de Masaje Atlante, la zona de los brazos, que incluye además el pecho, el esternón y las clavículas, situaremos minerales de vibración cromática verde en la zona central del pecho. Para ello elegiremos el o los minerales naturales de tonalidad verde con los que mejor sintonicemos, los que más fácilmente podamos adquirir en comercios especializados, o los que más resuenen intuitivamente a la hora de hacer la elección para su empleo en la quinta sesión.

Aquí te incluyo las cualidades básicas de cristaloterapia de algunos de ellos, de probada eficacia de aplicación en la técnica de Masaje Atlante. Para más información sobre otros minerales verdes de tu preferencia, te sugiero, como he comentado en varias ocasiones que consultes mi libro *Cristales de sanación,* publicado por esta misma editorial, donde los minerales más emblemáticos y útiles como medicina natural otorgada por la Madre Tierra desde tiempos remotos aparecen ordenados en alfabéticamente para que te resulte más fácil y asequible poder encontrarlos. Sea cual sea el mineral o minerales verdes que elijas, lo que sí es aconsejable es que los adquieras en forma de canto rodado natural o cortado en cabujón para una mayor facilidad a la hora de situarlos sobre el cuerpo del paciente.

Todos los minerales de color verde considerados y utilizados como cristales de sanación poseen características en común por emitir precisamente una resonancia específica: la del verde de la verdad. De ahí que los minerales verdes sean altamente reparadores del estado vital, recuperadores del estado anímico que pudiera necesitar fuerza, esperanza, confianza… Los minerales verdes son, dentro del reino mineral, los más abundantes, y cromáticamente poseen la gama de tonalidades también más extensa.

- CUARZO VERDE: El cuarzo verde posee una extensísima gama cromática para poder elegir las piezas —preferentemente en canto rodado— que más nos gusten, desde un verde muy oscuro hasta un verde muy claro. Su cualidad energética principal es la de ser uno de los minerales más sedativos para el sistema nervioso a nivel físico y renovadores de la energía pránica tanto de chacras como del campo áurico, de todos los minerales verdes.

  El cuarzo verde es el más recomendado para la quinta sesión, principalmente por tratarse de un cuarzo; como te habrás podido dar cuenta, en la mayoría de las sesiones de cristaloterapia de la técnica de Masaje Atlante utilizamos minerales que pertenecen a la familia de los cuarzos; bien, no es casualidad. Se debe a que el cuarzo, por su extraordinario contenido en sílice, resuena energéticamente por afinidad con el organismo tanto físico como energético humano. Su vibración, constante, su resistencia, durísima, sus colores, prácticamente inalterables, le permiten aportar una mayor eficacia cristaloterapéutica sobre la zona del cuerpo donde se sitúan y coinciden con uno o más centros vitales —chacras—.

  Como todos los cuarzos, para su limpieza, al ser un mineral de dureza 7 en la escala de Mohs, podemos sumergirlo en agua y sal.

- SERAFINITA: se trata de un mineral verde perteneciente a la familia de los clinocloros, con inclusiones de mica plateada que le otorgan ese aspecto único; parece que en su superficie hubiera formaciones de alas. Esta característica visual, más su color especialmente verde, hizo que se le empezara a llamar serafinita por dos motivos; porque aporta serenidad y por su afinidad con nuestros seres afines, los ángeles, los serafines.

  Es un mineral muy blando (dureza 2 en la escala de Mohs) y procede casi exclusivamente de Siberia.

  Se atribuye a la serafinita la propiedad sanadora de equilibrar la frecuencia energética de todo el sistema de chacras, si en estado de relajación la situamos sobre nuestro corazón durante unos minutos y a continuación unos minutos más sobre el chacra de la coronilla. También podemos realizar este autotratamiento con dos cabujones de tamaño parecido; uno sobre el corazón y otro sobre la zona alta de la cabeza, en el chacra de la corona.

  Como todos los cristales de sanación verdes, la serafinita nos ayuda a conectar con nuestra verdad interior, que es: poder personal, valentía, capacidad de decisión, coherencia, entusiasmo, pasión, eternidad, atractivo y belleza.

  Desde hace algunos años se está descubriendo la cualidad energética de la serafinita para trabajar el lado femenino de la persona y sobre todo para afianzar la autoestima y el poder personal de las mujeres; se utilizan serafinitas en imposición de cristales y en terapias de visualización y meditación para sintonizar con mayor facilidad con los arquetipos de la diosa. Desde su descubrimiento, la serafinita ha sido definida por sanadores y videntes como una de las piedras de sanación de la energía femenina.

Para su limpieza no nos sirve el método de agua-sal, por ser la serafinita un mineral de poca dureza y gran delicadeza (la sal le haría perder su brillo y vitalidad). El mejor método para limpiarla será mediante una infusión de salvia fría que se aplicará en toda su superficie mediante un paño de tela embebido; a continuación la secaremos delicadamente[6].

- **MALAQUITA:** su nombre deriva de la palabra griega *malakos*, que quiere decir «blando», y del término también griego *malache,* que quiere decir «malva». Nadie sabe el origen de esta asociación, pues su color, como se aprecia a simple vista, no es malva, sino de un verde variado, vivo y casi siempre intenso.

  Químicamente la malaquita es un carbonato básico de cobre. Es un mineral muy blando (dureza 3 a 4 en la escala de Mohs). Este precioso mineral de color verde es catalogado como piedra semipreciosa.

  La malaquita es considerada un mineral del cobre por hallarse en zonas donde este metal es abundante, tanto en rocas ígneas como sedimentarias.

  La malaquita puede encontrarse en masas, costras y/o estalactitas de estructura fibrosa y de apariencia aterciopelada o fibrosa radiada, y también presentando una bellísima forma de capas concéntricas de variadas tonalidades verdes. Su forma cristalina es escasa y muy valorada, destinándose exclusivamente a joyería.

  La malaquita es un mineral blando que no admite fácilmente el grabado de su superficie. Sin embargo, dado su espectacular color verde bandeado, en joyería se talla para realizar cabujones destinados a preciosos anillos, colgantes y adornos especiales tanto para hombres como para mujeres. En este tipo de adornos combina muy bien con el oro. Asimismo, se utiliza mucho para talla ornamental; suele tallarse artísticamente en forma de capas para realizar objetos como cajitas, bandejas, encimeras para adornar muebles, etc.

  En España abunda la malaquita en numerosos puntos geográficos: en la zona norte de la península, en Galicia, se encuentra en varios enclaves montañosos de Coruña, Lugo y Orense. También en Asturias, en el País Vasco (Guipúzcoa, Vizcaya), en Aragón (Huesca, Teruel) y en Cataluña. En La Rioja, Extremadura, Andalucía, Levante (principalmente en Orihuela, Alicante) y en las Islas Baleares (Menorca).

  Los yacimientos más importantes de malaquita están en los montes Urales, también en África, Australia, Chile y Colombia.

  Tanto a nivel personal, como piedra de compañía, como en su empleo cristaloterapéutico en pacientes, su vibración resulta calmante, relajante, sedativa en estados

---

[6] Vease mi libro *Cristales de sanación para mujeres,* Editorial Obelisco, Barcelona, 2009.

emocionales de desasosiego y/o preocupación. Como colgante sobre la zona del corazón, ayuda a mejorar el estado de ánimo, así como el cansancio físico. Situada debajo de la almohada, ayuda a conciliar el sueño, y ya en la Edad Media se disponía de esta manera para ahuyentar las pesadillas.

También en los tiempos del Medioevo fue considerada piedra de inspiración creativa, muy valorada por artistas, sobre todo poetas, artesanos y pintores.

Como piedra personal, empleada para relajarse, en estados meditativos, ayuda a fortalecer la esperanza, la confianza en las propias capacidades y en la expresión de pensamientos y sentimientos, ya que contribuye a restaurar y fortalecer la confianza en uno mismo.

Como piedra personal, la malaquita está muy recomendada en etapas de cambios. La podemos utilizar en forma de colgante, anillo, como canto rodado de tamaño mediano debajo de la almohada, podemos tenerla cerca de nuestra mirada mientras trabajemos, sostenerla entre las manos cuando meditemos, etc. Desde los primeros momentos de interactuación con la vibración de la malaquita sentiremos su energía tranquilizadora, sedativa.

Para los celtas, romanos, griegos y curanderos de todos los tiempos y lugares donde ha sido conocida, fue y sigue siendo considerada una de las piedras que atraen la buena suerte y la prosperidad.

Antiguamente se utilizó para extraer de ella un pigmento verdoso empleado como colorante.

En el museo Hermitage de San Petesburgo (Rusia), se encuentra una sala denominada «sala Malaquita», donde este mineral decora tanto columnas como la chimenea, lámparas, mesas y toda suerte de objetos que presentan el espectacular color verde del mineral procedente de los montes Urales; al entrar en esta sala, el impacto es sublime, mágico, irreal por tanta belleza.

La malaquita puede perder su brillo si la limpiamos con sal diluida en agua, ya que es un mineral muy blando y delicado. Para su limpieza, la sumergiremos en una infusión de salvia y la secaremos en toda su superficie. Para su recarga, en el caso de observar pérdida de su natural brillo y vitalidad, bastará con dejarla unas horas sobre una drusa de cristal de cuarzo.

- ESMERALDA: el nombre deriva del latín y su significado es «brillar»; también procede de la palabra persa «smaragdus», «esperanza».

  De entre todos los minerales *verdes de la verdad*, la esmeralda posee la mayor variedad de gama cromática; puede mostrar hasta 40 tonos diferentes, cuya belleza enamora. Considerada piedra preciosa (la tercera más valorada después del diamante y el rubí), ha sido codiciada y admirada tanto por hombres como por mujeres, como joya y como medicina.

  En el argot gemológico, se llama *bosque o jardín* a las pequeñas, a veces microscópicas, inclusiones que presenta en su interior una auténtica esmeralda. Este es el principal requisito para saber si se trata de una verdadera esmeralda natural o de una pieza sintética. La esmeralda es un ciclosilicato que pertenece a la familia de los berilos (como la aguamarina, la bixbita, el heliodoro, la morganita, la goshenita y la alejandrita).

En su composición química están presentes, entre otros componentes, el cromo y el vanadio, responsables de su magnífico color verde: *verde esmeralda* ya se ha quedado como denominación específica cuando cualquier persona quiere matizar el color verde de manera particular.

La esmeralda es casi tan dura, y en ocasiones más, que el cuarzo, llegando a alcanzar 8 en la escala de Mohs.

Las esmeraldas vienen de Colombia y de Brasil, y los yacimientos de gran y especial calidad están en Zambia. Hace siglos, las esmeraldas más bellas eran extraídas de minas situadas en Egipto.

De entre todos los minerales verdes, la energía de la esmeralda simboliza la de mayor compromiso y significado en el camino evolutivo espiritual, ya que induce, abre y fortalece el aspecto impecable del ser humano. Cuanta más pureza y buenos sentimientos albergue la persona, mayor será la radiación beneficiosa que aportará la esmeralda.

La esmeralda es una piedra para terapeutas, para médicos del alma. Aporta la cualidad para recuperar el equilibrio energético necesario para tratar con el dolor, sufrimiento y necesidad de atención de nuestros pacientes.

Aunque la esmeralda es un mineral duro y resistente, deberá actuarse con sumo cuidado y evitar exponerla al cambio brusco de temperatura o al sol directo. Dada su dureza, podemos limpiar nuestras esmeraldas sumergiéndolas en agua y sal.

- JADE VERDE: el jade es un silicato de aluminio y sodio, casi tan duro como el cuarzo. Hoy en día procede de China, Japón, Rusia, Birmania, Guatemala, Italia y EE. UU. En chino esta piedra se llama *je yiii*, cuyo significado es «joya imperial». Su nombre en latín es: *lapis nephoriticus*, que significa «piedra del riñón», ya que los médicos de la Edad Media lo recetaban como un remedio eficaz para limpiar estos órganos. En realidad, llamamos comúnmente jade a dos minerales que tienen nombres diferentes: la jadeíta y la actinolita.

  La jadeíta es una variedad de jade de colores mezclados, o bien de un blanco precioso y brillante al pulirlo, así como verde amarillento y verde grisáceo.

  Cuando presenta un color verde profundo con manchas negras y contiene diópsido (otro mineral verde brillante), se llama *cloromelamina.* Y cuando el jade es de un color verde esmeralda, igualmente hermoso y atractivo (debido a su contenido en cromo), se le llama jade imperial. En cuanto a la actinolita, es un silicato de calcio, magnesio y hierro, de un color verde precioso que se intensifica según contenga hierro en mayor o menor medida. La actinolita tiene tres variantes a las que también llamamos jade: la *esmargdita* (de un precioso color verde esmeralda), la *nefrita* (es el que conocemos como jade nefrita porque presenta pequeñas líneas y/o manchas de color negro), *amianto* (que no lo consideramos como cristal de sanación ya que su empleo es en el ámbito industrial) y la *basolita* (al igual que el amianto, de empleo industrial y cuyo aspecto es muy parecido al mismo).

El color por el que más comúnmente se conoce al jade es el verde, pero también podemos encontrarlo en blanco, en rosado, beige, azul verdoso, verde amarillento, e incluso en un delicado lavanda.

De todas las variedades del jade, la más valorada en cristaloterapia es el jade nefrita: se utiliza tanto en Oriente como en Latinoamérica, por hombres y mujeres medicina, así como por terapeutas holísticos, para aliviar las dolencias renales, calmar el sistema nervioso, aportar paz y tranquilidad en estados de preocupación, para sostenerlo entre las manos a la hora de relajarnos o meditar, como piedra de compañía en las temporadas en las que necesitamos un aporte de calma interior debido a una agitada vida de cambios puntuales. También aporta una acción sedativa a la hora de conciliar el sueño y calma la actividad de pensamientos y preocupaciones si la situamos debajo de la almohada a la hora de dormir.

Como colgante, anillo y/o pulsera, la vibración sedativa y renovadora de la energía del jade verde nos ayudará a sentirnos mejor de ánimo y de vitalidad.

En sesiones cristaloterapéuticas, aplicaremos piezas de jade sobre el chacra del corazón, elaborando un mandala simétrico que podemos combinar con otros minarles verdes y también con minerales rosados. Esta combinación está especialmente indicada en el tratamiento de tristeza y dolor sentimental (ya sea por perdida de un ser querido o por ruptura).

En periodos de estrés, el jade nos aportara su positiva y tranquilizadora vibración para encontrar la serenidad y nos ayudará a clarificar ideas si lo aplicamos tanto sobre el chacra del corazón (unos minutos, en estado de relajación) como sobre la frente (con los ojos cerrados e igualmente en estado de relax).

A nivel ornamental, tener piezas grandes de jade o figuras talladas de este mineral distribuidas por la casa o en las zonas de nuestro trabajo, comercio o negocio nos aportará no solo una especial vibración de calma y paz, sino también su influencia para atraer suerte, protección y prosperidad.

Hace más de cinco mil años que el jade en China representaba la tranquilidad del espíritu en la vida cotidiana, como si su esencia favoreciera la templanza necesaria para que cualquier ser humano pudiera desarrollar la sabiduría y realización propia de una existencia llena de circunstancias felices, felicidad derivada de un estado interior de calma, paz, comprensión, armonía, buena salud, buenas relaciones… Es decir, una suerte casi perfecta para todo en la vida reservada solo a aquellos que pudieran acceder al preciado jade. De ahí que desde siempre haya sido considerada la talla y adquisición de figuras y objetos de este material, como uno de los más grandes tesoros e inversiones para cualquier familia china por muy humilde que fuera: el jade atraerá siempre buena fortuna.

De las culturas precolombinas podemos admirar en casi todos los museos del mundo hermosísimas tallas en jade. Este excepcional mineral abunda en Guatemala, de donde se obtienen objetos de una gran belleza y donde aún hoy en día se sigue utilizando para elaborar piezas de joyería que imitan a los antiguos adornos mayas.

En China se tallaban mariposas de jade como amuleto para atraer el amor. Y los hombres la utilizaban (y se dice que esta costumbre sigue vigente en nuestros días) para realizar sus transacciones comerciales con éxito, tener protección, suerte, tomar decisiones acertadas y poseer facilidad de palabra.

Sea como sea, se dice desde siempre que las beneficiosas influencias de este mágico mineral no se despliegan si su poseedor no tiene una intención noble.

En ocasiones se puede confundir el jade verde con una variedad de serpentina llamada *serpentina noble* (por ser de un color verde luminoso muy parecido de aquel), en cuyo caso debemos saber que no se trata del mismo mineral ni remotamente, ya que la serpentina es mucho más blando que el jade. Tendremos que asegurarnos a la hora de su limpieza, ya que, de no tratarse de auténtico jade, no admitirá bien la inmersión de agua / sal. El jade es un mineral duro de gran contenido en sílice en su composición química, por lo que admite su limpieza por inmersión en agua y sal. Para la quinta sesión de Masaje Atlante elegiremos cantos rodados o tallados en forma de cabujón de color verde tanto intenso como liviano, dependiendo de nuestra personal preferencia.

- Moldavita: su nombre actual, moldavita, es debido al lugar de su procedencia, el río Moldavia (república de Moldavia), donde se clasificaron los primeros ejemplares. Para los tibetanos, su nombre es Agni Mani, que quiere decir *perla de fuego*. Y, antiguamente, en los tiempos de los faraones, se denominaba la *Piedra de Ra*.

La moldavita es anhídrido silícico y óxido de aluminio. Es un mineral bastante duro, de 5 a 5,5 en la escala de Mohs. En cuanto a su procedencia —viene del espacio exterior—, aún hoy en día los expertos no se ponen de acuerdo; se le atribuye un origen espacial por suponer que cayó a la Tierra como consecuencia del impacto de un enorme meteorito hace más de 15 / 20 millones de años. Otra suposición sería que la moldavita —aunque caída del cielo— es de origen terrestre; lava de un enorme volcán que en los principios de la formación del planeta emitió descomunales erupciones. La lava, enviada al espacio, habría quedado atrapada en la estratosfera para, posteriormente, caer a la superficie del planeta en determinadas zonas como Moldavia. Sin embargo, se han encontrado moldavitas en lugares donde jamás ha habido volcanes. Otra teoría sugiere que la moldavita procede de antiguos volcanes de la luna, y otra más atribuye su origen a una acción consciente de inteligencias superiores extraterrestres procedentes de la constelación de Orión, que en tiempos remotos la *sembraron* en la Tierra para ayudar al ser humano en su evolución en la Era de Acuario; casualmente, la moldavita aparece en lugares donde existen las llamadas líneas ley (intersecciones geobiológicas de energía positiva).

Lo cierto es que no hay ningún otro mineral de este color verde profundo, casi marrón, que permita su talla y que sea tan transparente como para ser utilizado en joyería.

Sea como fuere, la moldavita es de origen espacial, ya que llega a la Tierra en el corazón, de algunos meteoritos, los llamados meteoritos vítreos, es decir, de aspecto cristalino y presenta una transparencia de colores que van del verde al verde-marrón verdoso con matices oscuros casi negros. Es su origen espacial lo que le da su valor, cualidades y características particulares.

La moldavita posee las mismas propiedades que las demás piedras de color verde, pero además, dada su coloración marrón, produce un efecto más arraigado sobre la frecuencia psíquica de la persona; es por ello ideal aplicarla junto con otras piedras verdes sobre el chacra cardiaco.

La moldavita es un catalizador; esto quiere decir que tiene la propiedad de modular, de cambiar estados de conciencia al meditar en ella y con ella, y capacidad de sanación para cambiar desequilibrios por sabiduría y realizar auténticos milagros: la moldavita posee la facultad de reparar desequilibrios en el entramado áurico. Es considerada una de las piedras más sagradas por su poder iniciático.

Los poderes de la moldavita son conocidos y mantenidos en secreto por los curanderos y curanderas de todo el planeta, como si desde tiempos antiguos hubiera un código contenido en la piedra misma que instruyera a su propietario en los misterios de la sanación; antes de que se estudiara esta piedra y se le diera nombre, ya los sanadores y hombres y mujeres medicina la utilizaban y sabían de sus poderes únicos. En terapia presencial es, como todos los minerales de gama verde, un relajante para el sistema nervioso, si se sitúa en la zona del pecho así como en los puntos del pulso del cuerpo. Su cualidad energética es relajante y calmante tanto a nivel físico como psíquico.

La moldavita es una piedra de elevado precio debido a su escasez; se calcula que solo existen diseminados por la superficie del planeta unos mil kilos de moldavita, pero dada su belleza y atributos sanadores, su elevado coste está más que justificado. Además, siempre se ha dicho que una moldavita jamás llega a nuestra vida por casualidad, sino que, más allá de las apariencias, *es ella quien nos encuentra.*

Por su alto contenido en sílice (cuarzo), su procedencia (fuego espacial) y su dureza, la moldavita puede limpiarse sumergiéndola en agua salina.

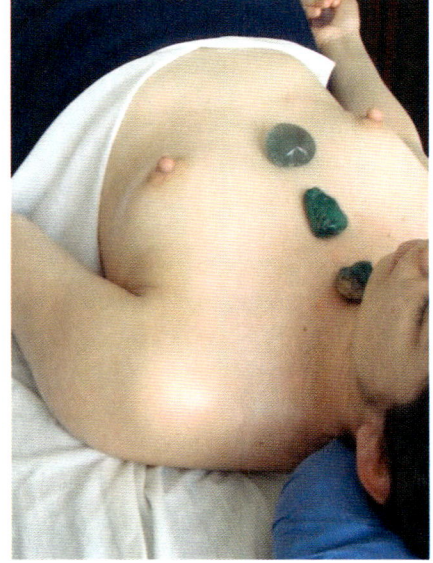

Conclusión: los minerales adecuados para situar sobre la zona del cuerpo de la quinta sesión son los de la gama cromática verde. Podemos elegir una, dos o más piezas de los minerales aquí propuestos por su reconocida y probada eficacia tanto a nivel de cristaloterapia como de su especialización en la aplicación del tratamiento de la zona correspondiente a los brazos / pecho del nivel 1 de Masaje Atlante.

Asimismo, podemos combinar varios de estos minerales guardando siempre la simetría y el tamaño de aquellos que utilizamos, tal y como sugiere la imagen de la fotografía.

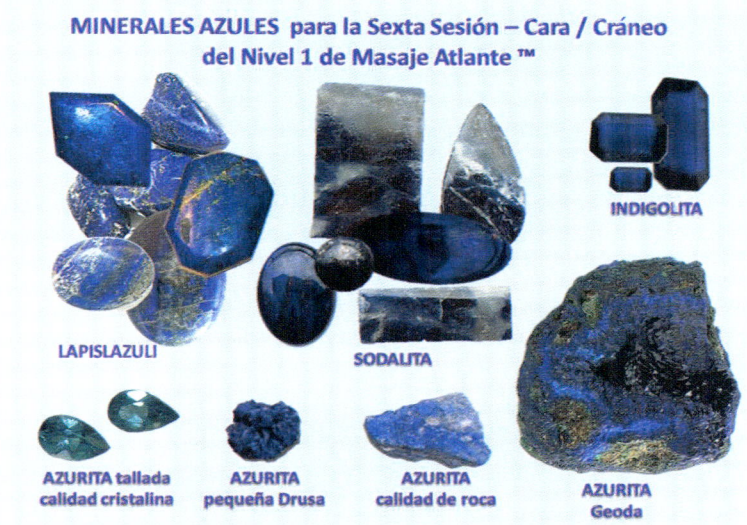

MINERALES AZULES: CORRESPONDIENTES A LA SEXTA SESIÓN

Para la sesión de cristaloterapia correspondiente a la sexta sesión del nivel 1 de Masaje Atlante, la zona de la cabeza, que incluye el rostro y el cuero cabelludo, escogeremos minerales de gama cromática índigo, por ser la vibración que corresponde a la zona del entrecejo, siendo los de más probada eficacia para complementar la técnica en su penúltima sesión los que se describen a continuación más ampliamente y que se corresponden a las imágenes de la fotografía.

En el caso de que personalmente prefieras otros minerales de gama cromática azul oscuro que no estén aquí incluidos, y que igualmente sean considerados, por su probada eficacia, apropiados para esta zona y sesión, te sugiero que consultes y ahondes en sus propiedades cristaloterapéuticas en mi libro dedicado a los cristales de sanación de la «A» a la «Z», publicado por esta misma editorial: *Cristales de sanación.*

Veamos ahora algunas de sus diferencias energéticas.

- Lapislázuli: El *lapislázuli* es una piedra considerada semipreciosa. Químicamente es un silicato alumínico sódico con inclusiones de calcita, pirita de hierro, pirita de oro en ocasiones, que le aportan una coloración de un azul intenso y extraordinario con líneas doradas. No es un mineral excesivamente duro (5/6 en la escala de Mohs), lo que permite que sea tallado para joyería en formas maravillosas y en gran diversidad de objetos ornamentales.

El lapislázuli fue la piedra más emblemática de Egipto. También es conocida como lazmita, lapis y lazulita, nombres que hacen referencia precisamente a su particular color azul. Su nombre más frecuente, por el que más se la conoce, es lapislázuli, término compuesto por una palabra del latín: *lapis* —piedra— y por un antiguo término árabe: *allazjward,* «azul del cielo del paraíso». Asimismo, es uno de los minerales utilizados por el hombre de mayor antigüedad y todavía hoy en día sigue ejerciendo una especial fascinación tanto por su belleza como joya como por sus beneficios energéticos. Se han encontrado adornos de lapislázuli en Chile con una antigüedad de más de 3.500 años.

Donde más abunda es en Afganistán; incluso hoy en día se siguen explotando antiguos depósitos allí localizados, ya que sigue conservando una calidad inigualable. También se extrae lapislázuli en la región de Colimbo (Chile). Otros lugares de procedencia son: Pakistán, Colorado (EE. UU.) y Siberia.

Se dice que los primeros sacerdotes egipcios heredaron la sabiduría y los poderes del lapislázuli de manos de los atlantes. Otras leyendas cuentan cómo los iniciados que sobrevivieron al cataclismo que acabó con Atlántida fueron capaces de establecerse en la zona conocida en la actualidad como el Valle de los Reyes, trayendo consigo valiosas piezas de lapislázuli, guiados precisamente por su extraordinaria fuerza psíquica. Sea como fuere, este mineral formó parte de la vida sagrada y profana de Egipto: se tallaban en lapislázuli los escarabajos sagrados, símbolo también de la eternidad y de la supremacía de la vida sobre la muerte.

Este mineral de profundo color azul noche, también era llamado en Egipto «la piedra de Isis». Lo utilizaban las mujeres para embellecerse; reducido a polvo servía de sombra de ojos y como pigmento para teñir sus oscuros cabellos. Esta propiedad de utilizarlo como pigmento llegó hasta la época del Renacimiento, e incluso hoy en día se denomina *azul marino* al color que antiguamente se obtenía con la ralladura de lapislázuli para pintar al óleo. Este método cayó en desuso con la llegada de otros procedimientos (químicos) en el siglo XIX.

Volviendo a Egipto, la importancia del lapislázuli en su cultura puede valorarse actualmente a través de pinturas, sarcófagos, jeroglíficos, esculturas y papiros.

El origen de la utilización del lapislázuli por sus propiedades psicomágicas se pierde en los anales de la historia; se han encontrado piezas de este mineral en ornamentos hallados en tumbas egipcias de más de nueve mil años de antigüedad, y se sabe que para babilonios, persas, griegos y romanos el lapislázuli era asimismo de gran valor. En los hogares egipcios se veneraba a una diosa protectora del hogar; la diosa gato. Su nombre era Bast, Bastet u Ousbastis, y en la época de mayor esplendor una ciudad (la capital de Egipto), Busbastis, albergaba uno de los templos de culto a la diosa más importantes.

Al lapislázuli se le atribuye una cualidad especialmente mágica: la de otorgar buena fortuna a toda persona que se siente atraída por este mineral de manera intuitiva; sus cualidades se irán expresando de manera que su poseedor verá incrementada su intuición y sus dotes psíquicas, como sueños reveladores, percepción extraordinaria para protegerse de posibles peligros, un sexto sentido para saber en qué y en quién confiar, magnetismo y poder personal, protección ante envidias y celos, facilidad para sentirse guiado desde los planos espirituales y un sinfín más que abundante de cualidades extraordinarias.

Todos estos atributos mágicos están relacionados con su color: unifica la intensidad azul profundo del cielo con la del agua oceánica, por tanto, otorga la fuerza de ayuda energética tanto material como espiritual, siendo considerada una de las piedras más talismánicas de todos los tiempos.

A nivel cristaloterapéutico, la potencia purificadora del lapislázuli es tan intensa que beneficia tanto en el ámbito emocional, sentimental, mental y espiritual.

Su posición en terapia presencial es sobre su chacra correspondiente a nivel cromático: el chacra del entrecejo. El lapislázuli estimula y fortalece la glándula pineal y la pituitaria, además de equilibrar las facultades de ambos hemisferios cerebrales. En sanación presencial el efecto de situar varias pequeñas piezas de lapislázuli sobre la zona del entrecejo liberará la tensión que pudiera haber acumulada por motivos de ansiedad, tristeza, pasividad, convalecencia después de una enfermedad o intervención quirúrgica, etc., aportando una energía casi mágica de fuerza interior y poder personal.

Las inclusiones de pirita dorada que podemos apreciar en algunas piezas de este mineral aportan al lapislázuli todavía más energía positiva y dinámica.

Como sugerencia, cabe destacar que las piezas de lapislázuli destinadas a sanación o con calidad de gema se adquieren en comercios especializados para evitar comprar lapislázuli sintético, sobre todo cuando estamos de viaje y nos las ofrecen a precios sospechosos; y es que el lapislázuli sintético empezó a proliferar en los años 60, tratándose en la mayoría de casos de espinela sintética coloreada artificialmente con óxido de cobalto, que incluye minúsculas partículas doradas para imitar la pirita natural del lapislázuli.

Como cristal personal, el lapislázuli aporta una instantánea sensación de paz, calma y bienestar con tan solo relajar cuerpo y mente y sostenerlo durante unos minutos entre las manos o situándolo directamente sobre el entrecejo.

Otra de sus cualidades vibracionales es la de ayudarnos a trascender las trampas del ego, para poder comprender los problemas ajenos sin entrar en juicios de valor ni en prejuicios; es decir, aporta ecuanimidad, poder personal y libertad al carácter.

Para que nuestras queridas piezas de lapislázuli, tanto las talladas como los cantos rodados como las más naturales en forma de roca, no pierdan su especial color y brillo, las limpiaremos sumergiéndolas durante unos minutos en una infusión fría de salvia (recuerda que el lapislázuli destiñe, por lo que no te extrañes si, tras dejarlas demasiado tiempo sumergidas, notas que el agua se vuelve azul). También puedes limpiar su superficie empapar un algodón con infusión de salvia y frotar suavemente su superficie durante unos minutos.

Para situar sobre la frente del paciente en la sexta sesión piezas de lapislázuli, elegiremos especialmente pequeñas piezas de calidad talladas en forma de cabujón.

- **SODALITA:** Su nombre es la asociación de la terminación griega *lita*, del término *lithos*, que significa piedra, y de su composición: *sodio*; sodalita.

  La sodalita en silicato alumínico con cloro. Su color, azul oscuro intenso, presenta en la mayoría de ocasiones líneas, vetas y manchas blancas.

  La sodalita procede principalmente de Brasil, Canadá, India, África, EE. UU e Italia. Es un mineral opaco de bastante dureza: 5,5 a 6 en la escala de Mohs.

  La energía vibracional de la sodalita tiene la propiedad de fortalecer el intelecto a la vez que expande la conciencia; aporta sabiduría. La influencia de la sodalita fortalece la voluntad a nivel mental para realizar las metas propuestas con sentido de la proporción, con entrega y entusiasmo: ayuda a vencer las dudas.

  La sodalita es uno de los minerales más poderosos del chacra del entrecejo. En terapia presencial se aplica sobre la frente. La sodalita aporta claridad mental; está muy indicada en casos o etapas de confusión, limitación, temor o duda, para lograr un equilibrado discernimiento. La vibración de la sodalita es de una gran ayuda en los tratamientos cristaloterapéuticos en pacientes que manifiesten encontrarse desorientados sobre cuál es su misión de vida, que sienten que necesitan ayudar a su prójimo, que de alguna manera tienen la convicción de que son terapeutas del alma, sanadores, pero tienen dudas, temores y confusión en su mente.

  Como piedra personal, la sodalita se recomienda para personas inconstantes, ya sea de forma consciente o inconsciente.

  La sodalita, considerada piedra sagrada desde tiempos remotos, aporta objetividad al meditar en ella o con ella. En muchas tradiciones es la «piedra que abre el Tercer Ojo». Para su cuidado no es aconsejable sumergirla en agua y sal; mejor en agua destilada a la que previamente se le habrá añadido una infusión de salvia.

- **INDIGOLITA:** la indigolita —llamada así por su color azul índigo— es una turmalina de color azul oscuro profundo, y que generalmente —sobre todo si esta tallada— es transparente, permitiendo que la luz la atraviese. Si no está tallada, presenta de manera natural estrías en su superficie. Desde el punto de vista de su composición, como turmalina, es básicamente un borosilicato de aluminio. Y, al igual que las demás turmalinas, posee un dureza considerable: 7 a 7,5 en la escala de Mohs.

  Las indigolitas más preciosas proceden de Brasil y Mozambique principalmente.

  Por su vibración cromática, la turmalina indigolita está especialmente indicada para situarla en el chacra del entrecejo: favorece el desarrollo y fortalecimiento de las cualidades de ambos hemisferios cerebrales y, especialmente, las del derecho: meditación, discernimiento, intuición, canalización y conexión con guías y entidades de luz.

  Para su limpieza podemos sumergirla unos minutos en agua con sal.

- **AZURITA:** la azurita es carbonato básico de cobre. Es un mineral muy blando y frágil: 3,5 en la escala de Mohs. Las más espectaculares proceden de Francia, Rumanía, Australia, Rusia EE UU, África, Italia, España, Grecia, Marruecos, Chile y México.